Cocinando para Latinos con Diabetes

(Diabetic Cooking for Latinos)

Olga V. Fusté, RD, MS

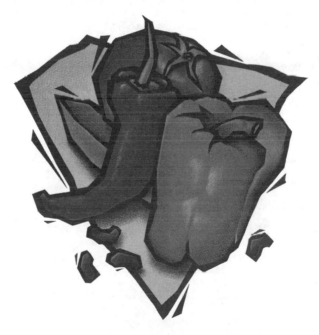

**Talk to your healthcare provider
about your specific dietary restrictions.**

▲.American Diabetes Association®

Cure • Care • Commitment℠

Director, Edición de Libros, John Fedor; *Asociada al Director, Libros de Consumidor,* Sherrye Landrum; *Redactor Inglés,* Laurie Guffey; *Redactores Españoles,* Patricia Scott y Jewelyn Morris; *Director de la Producción,* Peggy M. Rote; *Análisis Nutritivo,* Nutritional Computing Concepts, Inc.; *Fotografía,* John Burwell, Burwell/Burwell Photography; *Estilista de Alimentos,* Lisa Cherkasky; *Composición,* Circle Graphics; *Diseño de Cubierta,* Big Fish Design; *Impresora,* R.R. Donnelley.

Imprimido en los Estados Unidos de América

1 3 5 7 9 10 8 6 4 2

Las sugerencias y la información contenida en esta publicación siguen, en términos generales, los lineamientos de las Recomendaciones de las Prácticas Clínicas y otras orientaciones de la Asociación Americana de Diabetes, pero ellos no representan la política o la posición de la Asociación ni de ninguno de sus comités. Pasos razonables han sido tomados para asegurar la exactitud de la información presentada. Sin embargo, la Asociación Americana de Diabetes no puede garantizar la seguridad o la eficacia de ningún producto o servicio descrito en esta publicación. Aconsejan que individuos consulten a un médico u otro profesional de asistencia médica apropiado antes de la empresa de cualquier dieta o programa de ejercicio o la toma de cualquier medicación mencionada en esta publicación. Los profesionales deben usar y aplicar su propio juicio profesional, experiencia, y educación (el entrenamiento) y no deberían confiar únicamente en la información contenida en esta publicación antes de la prescripción de ninguna dieta, ejercicio, o la medicación. La Asociación Americana de Diabetes—sus oficiales, directores, empleados, voluntarios, y miembros, no asumen ninguna responsabilidad por cualquier perjuicio personal o de otro tipo que pueda producirse al aplicar las sugerencias o informaciones contenidas en esta publicación.

♾ El papel en esta publicación encuentra las exigencias del Estándar ANSI Z39.48-1992 (la permanencia de papel (artículo,ponencia)).

Los títulos de ADA pueden ser comprados para el empleo de negocio o promocional o para ventas especiales. Para comprar este libro en cantidades grandes, o para las ediciones de encargo de este libro con su logo, se ponen en contacto con Lee Romano Sequeira, Ventas Especiales y Promociones, en la dirección dada más abajo, o a LRomano@diabetes.org o 703-299-2046.

American Diabetes Association
1701 North Beauregard Street
Alexandria, Virginia 22311

Departamento de Catálogo y Publicación de Datos de la Biblioteca del Congreso

Fusté, Olga V., 1953-
    Cocinando para Latinos con Diabetes (Diabetic Cooking for Latinos) / Olga V. Fusté
    p. cm.
    In English and Spanish.
    Includes index.
    ISBN 1-58040-064-7 (pbk. : alk. paper)
        1. Diabetes—Diet therapy—Recipes. 2. Cookery, Latin American. I. Title.

    RC662 .F87 2002
    641.5'6314—dc21   2002074398

Director, Book Publishing, John Fedor; *Associate Director, Consumer Books,* Sherrye Landrum; *English Editor,* Laurie Guffey; *Spanish Editors,* Patricia Scott and Jewelyn Morris; *Production Manager,* Peggy M. Rote; *Nutrient Analysis,* Nutritional Computing Concepts, Inc.; *Photography,* John Burwell, Burwell/Burwell Photography; *Food Stylist,* Lisa Cherkasky; *Composition,* Circle Graphics; *Cover Design,* Big Fish Design; *Printer,* R.R. Donnelley.

Printed in the United States of America
1 3 5 7 9 10 8 6 4 2

♾ The paper in this publication meets the requirements of the ANSI Standard Z39.48-1992 (permanence of paper).

ADA titles may be purchased for business or promotional use or for special sales. To purchase this book in large quantities, or for custom editions of this book with your logo, contact Lee Romano Sequeira, Special Sales & Promotions, at the address below, or at LRomano@diabetes.org or 703-299-2046.

American Diabetes Association
1701 North Beauregard Street
Alexandria, Virginia 22311

Library of Congress Cataloging-in-Publication Data

Fusté, Olga V., 1953-
    Cocinando para Latinos con Diabetes (Diabetic Cooking for Latinos)/Olga V. Fusté
    p. cm.
    In English and Spanish.
    Includes index.
    ISBN 1-58040-064-7 (pbk. : alk. paper)
    1. Diabetes—Diet therapy—Recipes. 2. Cookery, Latin American. I. Title.

    RC662 .F87 2002
    641.5'6314—dc21   2002074398

Este libro es dedicado
a mi marido e hijo,
quienes me permitieron
el tiempo para emprender esta aventura,
y a mi madre, parientes, y amigos
con diabetes que inspiraron mi trabajo.

*This book is dedicated
to my husband and son,
who allowed me the time to embark on this adventure,
and to my mother, relatives, and friends
with diabetes who inspire my work.*

Contenido

Contents

Créditos

Mi gratitud a muchos individuos que generosamente compartieron sus recetas para este libro. Su ayuda ha sido inestimable en la representación de muchos platos regionales y nacionales de América Latina. Gracias especiales a la Asociación Americana de Diabetes por esta oportunidad; a Patricia Scott, Jewelyn Morris, y Laurie Guffey por su cuidadosa corrección; a Madelyn Wheeler por los análises nutritivos; y a Connie Hay por probar las recetas. Sin la previsión de la Asociación Americana de Diabetes y la brega de este equipo, este libro no habría sido posible.

Acknowledgments

My gratitude to the many individuals who generously shared their recipes for this book. Their help was invaluable in representing the many regional and national dishes of Latin America. Special thanks to the American Diabetes Association for this opportunity; to Patricia Scott, Jewelyn Morris, and Laurie Guffey for their careful editing, to Madelyn Wheeler for the nutritional analyses, and to Connie Hay for the recipe testing. Without the foresight of the American Diabetes Association and the hard work of this team, this book would have not been possible.

Introducción

Las comidas latinoamericanas son deliciosas! No hay nada más rico que tamales frescos o un robusto sancocho o un pastel de choclo calentito. ¡Las tradiciones sabrosas de la cocina latina han sido pasadas cuidadosamente de un cocinero al siguiente(próximo), y la calidad y la variedad de las recetas, refinadas a lo largo de los siglos, son suficiente para hacer le "agua la boca cualquiera!"

Pero si usted es latino y tiene diabetes, usted está probablemente preocupado por la necesidad de abandonar muchas de sus comidas favoritas. Usted sabe, que el comer sano puede ayudar a controlar su diabetes. Usted sabe que es importante seguir un plan de comida diseñado solamente para usted, el que le ayudará a mantener sus niveles de glicemia donde usted los quiere. ¿Pero cómo hace Ud esto y seguir disfrutando de los sabores y las tradiciones culinarias de su cultura?

La buena noticia es que productos de alimentación básicos latinos ya están incluidos en su plan de comida. Una variedad de carnes y mariscos, muchas frutas y verduras, nueces y granos, tortillas, hierbas frescas . . . ¡Usted no tiene que dejar ninguno de estos! Eso si hay dos cosas que usted realmente tiene que observar: la cantidad de carbohidratos (carbos) que hay en estos productos de alimentación y la manera en la cual usted los cocina.

¿Por qué Contar Carbos?

Muchos cocineros latinos siguen ofreciendo el arroz, frijoles, y pastas en la misma comida. Esto es sencillamente demasiado carbo para la gente con diabetes. ¡Añada encima las tortillas, platos principales con el grano o el pastel, la cerveza o el vino con la cena, y postres dulces . . . no hay nada de asombroso que su glicemia esté fuera de control! No es solamente el azúcar que hace su glicemia subir: las patatas lo hacen también, el pan, fideos . . . cualquier alimento con el hidrato de carbono.

Es por eso que debe contar los gramos de carbo que usted come. Carbo levanta sus niveles de glucosa en la sangre . . . y se los va a levantar de manera predicta. Si usted come la misma cantidad de carbo en cada comida y bocado, las posibilidades son que sus niveles de glucosa de sangre se adaptarán a un modelo estable, dándole mayor control de glucosa y un menor riesgo de complicaciones de diabetes. Usted también puede añadir productos de alimentación nuevos a su plan de comida si usted cuenta los gramos de carbo en ellos—entonces todo lo que tiene que hacer es sustituir un carbo por otro.

¿Cómo cuenta usted los carbo? Primero, usted tiene que saber el número de gramos de carbo en el alimento que usted está comiendo. Si usted sigue el sistema de planificación de comida de intercambios, cada almidón, fruta, y porción de leche tienen

Introduction

Latin American foods are delicious! There isn't anything as wonderful as fresh tamales or hearty sancocho or warm pastel de choclo. The tasty traditions of the Latino kitchen are carefully passed from one cook to the next, and the quality and variety of the recipes, refined over the centuries, are enough to make anyone's mouth water!

But if you're Latino and you have diabetes, you're probably worried about having to give up many of your favorite foods. You know healthy eating can help control your diabetes. You know it's important to follow a meal plan designed just for you, one that will help you keep your blood sugar levels where you want them. But how do you do that and still enjoy the flavors and culinary traditions of your culture?

The good news is that basic Latino foods are already included in your meal plan. A variety of meats and seafood, plenty of fruits and vegetables, crunchy nuts and grains, chewy tortillas, fresh herbs . . . you don't need to give any of these up! There are two things you do need to watch, though: how much carbohydrate (carb) is in these foods and how you cook them.

Why Count Carb?

Many Latino cooks continue to offer rice, beans, and pasta in the same meal. This is just too much carb for people with diabetes. Add in tortillas, main dishes with corn or pastry, beer or wine with dinner, and sweet desserts . . . it's no wonder your blood sugar is out of control! It's not just sugar that makes your blood sugar go up: potatoes do it too, bread, noodles . . . any food with carbohydrate.

That's why you should count the grams of carb you eat. Carb raises your blood glucose levels . . .and it raises them in predictable ways. If you eat about the same amount of carb at each meal and snack, chances are your blood glucose levels will settle into a steady pattern, giving you greater glucose control and a much-reduced risk of diabetes complications. You can also add new foods to your meal plan if you count the grams of carb in them—then you just substitute one carb-containing food for the other.

How do you count carb? First, you need to know the number of carb grams in the food you're eating. If you're following the exchange meal planning system, each starch, fruit, and milk serving has about 15 grams of carbohydrate. A veg-

aproximadamente 15 gramos de hidrato de carbono. Una porción de verdura tiene aproximadamente 5 gramos de hidrato de carbono. El sistema de planificación de comida de opciones de carbos también tiene 15 gramos de hidrato de carbono por porción.

Si usted mira los Datos de Nutrición en la etiqueta de alimentos, usted encontrará los gramos de carbo por porción en una lista llamada Hidrato de Carbono Total. Bajo el Hidrato de Carbono Total están los Azúcares y la Fibra Dietética. No haga caso a los Azúcares porque ellos son incluidos en los carbos totales. Pero, si usted come más de 5 gramos de fibra, usted puede restarlo de la cuenta total de carbo. (Otra razón por la cual los productos altos en fibra son muy saludables para usted.)

Después, usted tiene que saber cuantos gramos de carbo puede comer en cada comida, basada en su plan de tratamiento de diabetes (el ejercicio, píldoras de diabetes, y\o insulina). La mayor parte de adultos necesitan aproximadamente 60–75 gramos de hidrato de carbono en cada comida.

Es importante medir sus tamaños de porción. Una porción más grande tiene más carbo. Sume sus totales de carbo en cada comida, e intente seguir sus totales dentro de su gama para aprovechar las ventajas de mejor control de glucosa de sangre. (Para más información, compruebe con el *Complete Guide to Carbohydrate Counting* del ADA.)

Gran Sabor, Método Diferente

El método para cocinar que usted usa puede añadir cantidades malsanas de grasa, sodio, y calorías a la cocina latina. Este libro presenta las versiones más sanas de favoritos clásicos sin perder el sabor. Usted puede ajustar las comidas favoritas de su familia siguiendo los consejos dados abajo.

❖ Reduzca el empleo de grasas de animal, como la manteca de cerdo y la mantequilla, y corte la grasa visible sobre las carnes. Use aceites vegetales para la cocina, en líquido o en forma para rociar y en pequeñas cantidades.

❖ Reduzca el empleo de cualquier tipo de grasa. En muchos casos, usted puede reducir la cantidad de grasa pedida en una receta por 1/3 o 1/2 sin afectar el resultado.

❖ Evita productos con ácidos grasos (trans fatty acids). Ellos son malos para su corazón. Están presentes en aceites vegetales hidrogenados que usted encuentra en productos procesados, en margarina y productos fritos, también. Lea las etiquetas de los alimentos para saber cuales son.

❖ Use productos lácteos bajos en calorías. ¡Tenemos la suerte de tener tantas variedades en el mercado de queso bajo en calorías, yogur, helado, nata ácida, y leche!

etable serving has about 5 grams of carbohydrate. The carb choices meal planning system also has 15 grams of carbohydrate per serving.

If you look at the Nutrition Facts on a food label, you'll find the carb grams per serving listed under Total Carbohydrate. Under Total Carbohydrate is Sugars and Dietary Fiber. Ignore the Sugars because they are included in the Total Carb. But, if you eat more than 5 grams of fiber, you can subtract it from the total carb count. (Another reason why high-fiber foods are a healthy bonus for you.)

Next, you need to know how many grams of carb to eat at each meal, based on your diabetes treatment plan (exercise, diabetes pills, and/or insulin). Most adults need about 60–75 grams of carbohydrate at each meal.

It's important to measure your serving sizes. A bigger serving has more carb. Add up your carb totals at each meal, and try to keep your totals within your range to get the benefits of better blood glucose control. (For more information, check out ADA's *Complete Guide to Carbohydrate Counting*.)

Same Great Flavor, Different Method

The cooking method you use can add unhealthy amounts of fat, sodium, and calories to Latin cuisine. This book presents healthier versions of classic favorites without losing the flavor. You can adjust your family favorites by following the tips below.

- ❖ Reduce the use of animal fats, such as lard and butter, and cut off visible fat on meats. Use vegetable oils for cooking, either in liquid or spray form and in small amounts.
- ❖ Reduce the use of any type of fat. In many cases, you can cut down the amount of fat called for in a recipe by 1/3 or 1/2 without affecting the result.
- ❖ Avoid products with trans fatty acids. They are bad for your heart. They are present in hydrogenated vegetable oils that you find in processed foods and stick margarine and in restaurant fried foods, too. Read food labels to see where they are.
- ❖ Use low-fat dairy products. We're lucky to have so many varieties of low-fat cheese, yogurt, ice cream, sour cream, and milk on the market!
- ❖ Bake, steam, boil, or grill foods. Empanadas, a classic Latino favorite, are traditionally fried, but they are just as delicious baked.
- ❖ Use less added salt and sugar. Taste foods before automatically adding them, and gradually retrain your taste buds to appreciate the natural flavor of foods.

❖ Cocer al horno, cocer al vapor, hervir, o asar a la parrilla. Las empanadas, un favorito clásico latino, tradicionalmente es fritas, pero son deliciosas al horno.

❖ Use menos sal y azúcar. Pruebe las comidas antes de automáticamente añadir sal o azúcar, y gradualmente entrene sus papilas de gusto para apreciar el sabor natural de las comidas.

❖ Use productos frescos siempre que sea posible. A los productos procesados por lo general le agregan sal, azúcar, o grasa. ¡Lea las etiquetas de alimentos!

❖ Plante un jardín de fruta y verduras, si su clima se lo permite. ¡Usted tendrá productos frescos y hierbas a la mano, y también conseguirá hacer ejercicio!

❖ Intente comer porciones más pequeñas. Mastique despacio y disfrute de cada bocado. La mayor parte de nosotros comemos más de lo que necesitamos cada día. Trate de encontrar otros modos de relajación o de recompensarse a usted mismo.

Este libro fue diseñado para ayudarle a conseguir sus niveles de glicemia donde usted los quiere mientras sigue disfrutando de la deliciosa cocina latina. Cada receta ha sido rebajada en grasa y tiene los gramos de hidrato de carbono por porción estan indicados. (El análisis de receta es hecho con el primer ingrediente listado si hay varias opciones en la lista, y no incluye ingredientes opcionales o sugerencias para servir.) Disfrute de estas recetas e incluyalas en su diario vivir. ¡Salud!

❖ Use fresh foods as much as possible. Processed foods usually have added salt, sugar, or fat. Read food labels!

❖ Plant a fruit and vegetable garden, if your climate allows. You will have fresh produce and herbs handy, and you'll get some exercise!

❖ Try to eat smaller portions. Chew slowly and enjoy each bite. Most of us eat more than we need each day. Try to find other ways of relaxing or rewarding yourself.

This book was designed to help you get your blood sugar levels where you want them while still enjoying delicious Latin cooking. Each recipe is lower in fat and has the grams of carbohydrate per serving listed for you. (The recipe analysis is done with the first ingredient if several choices are listed, and does not include optional ingredients or serving suggestions.) Enjoy these recipes and include them in your healthy lifestyle. Salud!

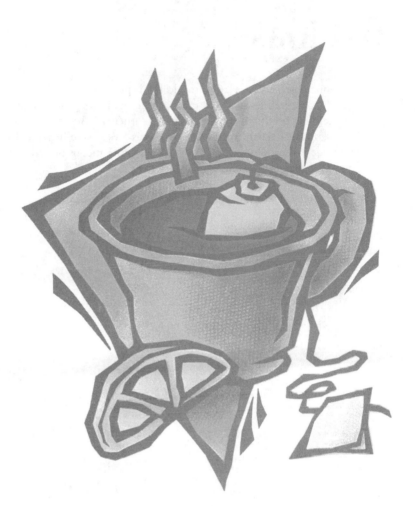

Bebidas/
Beverages

Bebidas

Aunque muchas de las frutas tropicales disponibles en Latinoamérica son dulces naturalmente, la costumbre es de añadir azúcar. Antes de agregar azúcar a cualquier producto con frutas frescas, pruébelo. Acostumbre su paladar a usar menos azúcar. Recuerde que añadiendo más azúcar significa que debe contarla como parte de los carbohidratos diarios y debe comer menos de otros carbohidratos como arroz o papas.

Beverages

Although many tropical fruits available in Latin America are naturally sweet, many cooks add sugar automatically. Before adding sugar to fresh fruit, taste it first. Start getting your palate used to less sugar. If you need more sugar, count it as part of your daily carbohydrate total and eat less of another carbohydrate food, like rice or potatoes.

Bebidas

Beverages

Batido de Papaya

Esta es una gran manera de utilizar esta fruta tropical.

- 1 taza de papaya madura, cortada en trozos, sin cáscara
- 4 tazas de leche, sin grasa
- 2 cdas azúcar
- 1/4 cdta jugo de lima
- 1/2 cdta extracto de vainilla
- 1 taza hielo picado

Licue todos los ingredientes hasta quedar suave y cremoso.

Intercambios
1/2 Leche sin Grasa
1/2 Fruta

Calorías 83
    Calorías de la Grasa . .3
Grasa Total . . . . .0 g
    Grasa Saturada . . . . .0 g
Colesterol . . . . .3 mg
Sodio . . . . .85 mg
Carbohidrato . . . . . . .14 g
    Fibra Dietética . . . . . . .0 g
    Azúcares . . . . .13 g
Proteína . . . . .6 g

Papaya Shake

This is a great way to use this tropical fruit.

Serves: 6   Serving size: 1 cup

- 1 cup ripe papaya, cut into chunks, peeled
- 4 cups fat-free milk
- 2 Tbsp sugar
- 1/4 tsp lime juice
- 1/2 tsp vanilla extract
- 1 cup crushed ice

Blend all ingredients until smooth and creamy.

Exchanges
1/2 Fruit
1/2 Fat-Free Milk

Calories	.83
Calories from Fat	.3
Total Fat	.0 g
Saturated Fat	.0 g
Cholesterol	.3 mg
Sodium	.85 mg
Carbohydrate	.14 g
Dietary Fiber	.0 g
Sugars	.13 g
Protein	.6 g

Batidos de Fruta con Yogur

Si está recuperandose de una gripa o disturbios estomacales, pruebe este batido de fruta con yogur. En casos de problemas estomacales o cuando se ha estado tomando antibióticos, el yogur con cultivos vivos de *lactobacilos* ayuda a restablecer los organismos beneficiosos en los intestinos. Para estar seguro que el yogur tiene culturas activas debe verificar la etiqueta.

Porciones: 3   Tamaño de una Porción: 3/4 taza

1 fruta, mediana, sin cáscara: durazno, guineo (banana, cambur) maduro, o nectarín, o 3/4 taza de fresas, frambuesas, moras, papaya, o mango maduro
1 taza de yogur, bajo en grasa, de sabor natural o del sabor de su preferencia, sin azúcar
1 taza de leche, sin grasa
1/4 cdta extracto de vainilla
4 cubitos de hielo, picados
1/2 cdta jugo lima (si usa mango)

Licue todos los ingredientes hasta quedar suave y cremoso.

Intercambios
1/2 Fruta
1/2 Leche sin Grasa

Calorías 89
  Calorías de la Grasa . .1
Grasa Total . . . . .0 g
  Grasa Saturada . . . . . .0 g
Colesterol . . . . .3 mg
Sodio . . . . .105 mg
Carbohidrato . . . . .15 g
  Fibra Dietética . . . . . . .1 g
  Azúcares . . . . .13 g
Proteína . . . . .6 g

Yogurt Fruit Shake

If you are recovering from the flu or an upset stomach, try this yogurt fruit shake. Especially if you were on antibiotics, it's a good idea to replenish your helpful intestinal organisms with yogurt's active *Lactobacillus* cultures. Check the label to make sure the yogurt has active cultures.

Serves: 3   Serving size: 3/4 cup

- 1 medium ripe fruit such as a peach, banana, or nectarine, peeled, or 3/4 cup sliced strawberries, papaya, or mango or whole raspberries or blueberries
- 1 cup plain fat-free yogurt or no-sugar-added fat-free fruit-flavored yogurt
- 1 cup fat-free milk
- 1/4 tsp vanilla extract
- 4 ice cubes, crushed
- 1/2 tsp lime juice (if you use mango)

Blend all ingredients until smooth and creamy.

Exchanges
1/2 Fruit
1/2 Fat-Free Milk

Calories	89
Calories from Fat	1
Total Fat	0 g
Saturated Fat	0 g
Cholesterol	3 mg
Sodium	105 mg
Carbohydrate	15 g
Dietary Fiber	1 g
Sugars	13 g
Protein	6 g

Ponche de Frutas

Los ponches de frutas son comunes durante las fiestas de Navidad y para celebraciones especiales. Si va a preparar esta receta para una fiesta, coloque una cereza estilo marasquino y un pedacito de lima en cada espacio para hacer hielo en cubeta. Llene de agua y congele. Añada al ponche antes de servir.

Porciones: 7   Tamaño de una Porción: 3/4 taza

- **2** tazas jugo de naranja frío, sin azúcar añadida
- **1** taza jugo de piña (ananá) frío, sin azúcar añadida
- **1/2** taza jugo de manzana frío, sin azúcar añadida
- **4** cdas jugo de limas
- **1** naranja mediana, rebanada
- **1/2** manzana mediana, en cuadritos
- **1/2** carambola grande, rebanada
- **2** tazas agua carbonatada sin sabor o con sabor a naranja mandarina o lima, puede ser de dieta

Mezcle todos los ingredientes antes de servir.

Intercambios
1 1/2 Fruta

Calorías 82
   Calorías de la Grasa . .2
Grasa Total . . . . .0 g
   Grasa Saturada . . . . . .0 g
Colesterol . . . . .0 mg
Sodio . . . . .17 mg
Carbohidrato . . . . . . .20 g
   Fibra Dietética . . . . . . .1 g
   Azúcares . . . . .18 g
Proteína . . . . .1 g

Fruit Punch

Fruit punches are widely used during the Christmas holidays and for special celebrations. If you are preparing this recipe for a party, place a maraschino cherry and a piece of lime in each space of an ice tray. Fill with water and freeze, then add to the punch before serving.

Serves: 7   Serving size: 3/4 cup

- 2 cups cold orange juice, no sugar added
- 1 cup cold pineapple juice, no sugar added
- 1/2 cup cold apple juice, no sugar added
- 4 Tbsp lime juice
- 1 medium orange, sliced
- 1/2 medium apple, cut into chunks
- 1/2 large starfruit (carambola), sliced
- 2 cups plain cold soda water (or you can try orange or lime-flavored carbonated water or sugar-free soda)

Mix all ingredients just before serving.

Exchanges
1 1/2 Fruit

Calories 82
   Calories from Fat 2
Total Fat . . . . .0 g
   Saturated Fat . . . . .0 g
Cholesterol . . . . .0 mg
Sodium . . . . .17 mg
Carbohydrate . . . . . . .20 g
   Dietary Fiber . . . . .1 g
   Sugars . . . . .18 g
Protein . . . . .1 g

Refresco de Piña (Ananás)

¡La piña fresca le dará mejor sabor a esta bebida!

Porciones: 9   Tamaño de una Porción: 3/4 taza

4 tazas jugo de piña, sin azúcar añadida
1/2 taza piña fresca o enlatada en sus propios jugos (escurrida)
3 tazas agua, agua mineral o agua gaseosa, sin azúcar, con sabor a limón/lima

Licue todos los ingredientes hasta quedar suave y cremoso.

Intercambios
1 Fruta

Calorías 66
   Calorías de la Grasa . .1
Grasa Total . . . . .0 g
   Grasa Saturada . . . . . .0 g
Colesterol . . . . .0 mg
Sodio . . . . .18 mg
Carbohidrato . . . . . . .16 g
   Fibra Dietética . . . . . . .0 g
   Azúcares . . . . .15 g
Proteína . . . . .0 g

Pineapple Cooler

Fresh pineapple really adds flavor to this drink!

Serves: 9   Serving size: 3/4 cup

> **4** cups pineapple juice, no sugar added
> **1/2** cup pineapple, fresh or canned in own juice (drained)
> **3** cups lemon/lime-flavored soda water

Blend all ingredients until smooth.

Exchanges
1 Fruit

Calories	.66
Calories from Fat	.1
Total Fat	0 g
Saturated Fat	0 g
Cholesterol	0 mg
Sodium	18 mg
Carbohydrate	16 g
Dietary Fiber	0 g
Sugars	15 g
Protein	0 g

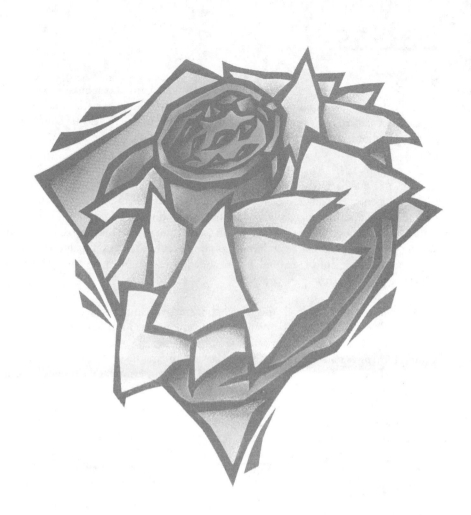

Salsas/
Salsas & Sauces

Salsas

Una gran manera de agregar sabor a las comidas Latinas, sin añadir grasa, calorías, o carbohidratos, es utilizando chiles. Hay tantas variaciones de salsa como hay cocineros. Utilice diferentes variedades de chile para ver qué combinaciones de sabor le agradan más. Si prefiere sabor menos picante, use pimentones dulces.

La sustancia que hace que los chiles sean picantes se llama *capsaicina*. Cuando su piel o boca entra en contacto con capsaicina su cerebro libera productos químicos llamados endomorfinas para aliviar el dolor. (Estos son los mismos productos químicos liberados durante ejercicio regular.) Entre mayor la concentración de capsaicina, mayor la cantidad de endomorfinas que el cuerpo libera. En algunos, eso causa un estado de euforia natural, y para aquellos que no pueden vivir sin los chiles picantes, esta es la razón para comerlos.

En aquellos que no toleran el "fuego" del chile, recuerde que la concentración mayor de la capsaicina es en la costilla o la vena blanca de los pimientos. Las semillas por estar en contacto con la vena, también pueden llegar a ser muy picantes. Eliminando estas partes del chile reduce considerablemente el "fuego." Para mitigar un poco el "fuego," también puede remojar el chile, sin las venas y sin semillas, en agua caliente, por lo menos 15 minutos.

Además tiene que protegerse las manos cuando trabaja con los chiles más picantes. Los chiles le pueden quemar la manos, boca, y estómago. Use guantes. Si se le pega el chile en las manos, enjuaguese con agua tibia, luego frote las manos con sal y luego con yogur o remojelas en leche. Y no importa lo que pase, **evite el contacto con los ojos**.

Para hacer escamas del ají para usar en recetas en vez del polvo del ají, saque las semillas y los pedazos de tallo de su ajís favoritos. Coloque en un mezclador o procesador de comida y mezcle hasta que los pedazos parezcan pequeñas escamas.

Salsas & Sauces

Using spicy chile peppers is a great way to add flavor and zip to Latin foods without adding extra fat, calories, or carbohydrate! There are as many variations of salsas and sauces as there are cooks. Try using different varieties of chile peppers to see which flavor combinations you like best. If you like mild flavor, use bell or sweet peppers.

The substance that makes peppers hot is called *capsaicin.* When your skin or mouth comes into contact with capsaicin, your brain releases chemicals called endorphins to relieve the pain. (These are the same chemicals released during regular exercise.) The higher the capsaicin concentration, the more endorphins are released. For some people, endorphins cause a natural euphoric state or "high." Some people get hooked on eating hot peppers for this reason!

If you don't like the heat, remember that the largest concentration of capsaicin is in the white rib or vein of the peppers. The seeds in contact with this vein are also hot. Taking the seeds and veins out will reduce the chile's heat. You can also soak chiles without veins or seeds in hot water for at least 15 minutes to further reduce their heat.

You need to protect your hands when working with chiles. Chiles can actually burn your hands, mouth, and stomach. Use gloves. If a hot chile touches your skin, rinse the area with lukewarm water, then rub it with salt, then with yogurt or soak in milk. **Never touch your eyes when working with chile peppers!**

To make hot chile flakes to use in recipes instead of chile powder, remove the seeds and pieces of stem from your favorite chiles. Place in a blender or food processor and blend until the pieces become small flakes.

Salsas

Salsas & Sauces

Salsa Fresca
México y Centro América

Conocida en algunos lugares como Pico de Gallo, esta salsa, que no falta en los hogares a través de México y Centro América, es también muy popular en restaurantes en USA. Los ingredientes pueden combinarse en diferentes proporciones, siempre con el mismo resultado—¡Exquisito!

Porciones: 14   Tamaño de una Porción: 1/4 taza

- 3 tomates (jitomates) grandes, pelados, en cuadritos
- 1/2 taza cebolla blanca, picada finita
- 1/2 jalapeño, picado, sin semillas y desvenado
- 1 chile Anaheim, sin semillas y desvenado
- 1/2 pimenton dulce, rojo, picado
- 2 cdas cilantro, picado
- 1/2 cdta sal
- Jugo fresco de 1/2 lima
- 1 cdta vinagre vino blanco
- 1 cda agua o jugo de tomate

Combine todos los ingredientes, mezcle bien, y deje reposar por 30 minutos. Sirva con todo.

Intercambios
Alimentos no Restringidos

Calorías 16
   Calorías de la Grasa . .2
Grasa Total . . . . .0 g
   Grasa Saturada . . . . . .0 g
Colesterol . . . . .0 mg
Sodio . . . . .88 mg
Carbohidrato . . . . .4 g
   Fibra Dietética . . . . . . .1 g
   Azúcares . . . . .2 g
Proteína . . . . .1 g

Fresh Salsa
Mexico and Central America

Also known as pico de gallo, this salsa, which is always available in homes throughout Mexico and Central America, is also popular in restaurants in the United States. The ingredients can be combined in different proportions, always with magnificent results!

Serves: 14   Serving size: 1/4 cup

- 3 large tomatoes, peeled and diced
- 1/2 cup finely chopped white onion
- 1/2 jalapeño pepper, seeded, deveined, and chopped
- 1 Anaheim pepper, seeded, deveined, and chopped
- 1/2 red bell pepper, chopped
- 2 Tbsp chopped cilantro
- 1/2 tsp salt
- Fresh juice from 1/2 lime
- 1 tsp white wine vinegar
- 1 Tbsp water or tomato juice

Combine all ingredients, mix well, and let stand for 30 minutes. Serve with everything.

Exchanges
Free Food

Calories	16
Calories from Fat	2
Total Fat	0 g
Saturated Fat	0 g
Cholesterol	0 mg
Sodium	88 mg
Carbohydrate	4 g
Dietary Fiber	1 g
Sugars	2 g
Protein	1 g

Sofrito

Esta receta se utiliza muchas veces a través de este libro, y si usted no cocina generalmente con sofrito, pronto lo hará. Condimenta todo rápido y fácilmente: sopas, carnes, verduras, frijoles (habichuelas) y arroz, para nombrar algunos. Usted puede comprar sofrito en jarro para tenerlo siempre disponible.

Porciones: 32   Tamaño de una Porción: 1 cda

- 1 cebolla pequeña, pelada
- 1 diente de ajo, sin cáscara
- 1/2 pimenton dulce, mediano, rojo, sin semillas
- 1/2 pimenton dulce, mediano, verde, sin semillas
- 1 tomate, sin semillas
- 1/2 hoja culantro isleño
- 1 cda cilantro, fresco

Licue todos los ingredientes hasta que la mezcla quede suave y luego guarde en el refrigerador.

Intercambios
Alimentos no Restringidos

Calorías	3
Calorías de la Grasa	0
Grasa Total	0 g
Grasa Saturada	0 g
Colesterol	0 mg
Sodio	1 mg
Carbohidrato	1 g
Fibra Dietética	0 g
Azúcares	0 g
Proteína	0 g

Sofrito

This recipe is used many times throughout this book, and if you don't usually cook with sofrito, you'll soon be hooked! It flavors everything quickly and easily: soups, meats, vegetables, beans, and rice, to name a few. You can buy sofrito in jars if you want to keep a premixed version on hand.

Serves: 32   Serving size: 1 Tbsp

    1 small peeled onion
    1 garlic clove, peeled
    1/2 medium red bell pepper, seeds removed
    1/2 medium green bell pepper, seeds removed
    1 tomato, seeded
    1/2 Caribbean culantro leaf
    1 Tbsp fresh cilantro

Blend all ingredients until mixture is soft, then store in refrigerator.

Exchanges
Free Food

Calories 3
    Calories from Fat 0
Total Fat . . . . .0 g
    Saturated Fat . . . . .0 g
Cholesterol . . . . .0 mg
Sodium . . . . .1 mg
Carbohydrate . . . . .1 g
    Dietary Fiber . . . . .0 g
    Sugars . . . . .0 g
Protein . . . . .0 g

Salsa Verde

Esta salsa obtiene su gran sabor de los tomatillos, pequeños tomates verdes Mexicanos.

Porciones: 6   Tamaño de una Porción: 2 cdas

- **2** chiles Anaheim, frescos
- **5** tomatillos
- **1** cebolla mediana, pelada y picada en trozos
- **3** dientes de ajo, pelados
- **2** cdas cilantro fresco
- **1/2** cdta comino
- **1–2** serranos o jalapeños, picados en trozos, o a su gusto
- **1** cdta jugo de lima
- **1/3** taza caldo de pollo, bajo en grasa y sodio, casero o enlatado

1. Ase los chiles en un comal u horneé a 350°F. Voltee los chiles de vez en cuando hasta que la piel comienze a quemarse. Remueva los chiles y coloquelos en una bandeja. Cubra con una toalla de papel húmeda y deje enfriar. Si desea puede remover la piel y las semillas.
2. Remueva la cáscara de los tomatillos. Hierva los tomatillos en agua por unos 10 minutos or hasta que estén verde oscuro y no floten.
3. Escurra y coloque los tomatillos en una licuadora o procesador de alimentos. Añada el resto de los ingredientes y procese hasta que forme una salsa. Ajuste la consistencia con agua o más caldo.
4. Cuelela si desea y deje reposar para que los sabores se mezclen.

Intercambios
1 Vegetal

Calorías 34
  Calorías de la Grasa . .4
Grasa Total . . . . .0 g
  Grasa Saturada . . . . . .0 g
Colesterol . . . . .0 mg
Sodio . . . . .15 mg
Carbohidrato . . . . .7 g
  Fibra Dietética . . . . . . .1 g
  Azúcares . . . . .4 g
Proteína . . . . .1 g

Green Sauce

This sauce has a unique flavor due to the tomatillos, small green Mexican tomatoes.

Serves: 6   Serving size: 2 Tbsp

- **2** fresh Anaheim chiles
- **5** tomatillos
- **1** medium onion, peeled and cut into chunks
- **3** garlic cloves, peeled
- **2** Tbsp fresh cilantro
- **1/2** tsp cumin
- **1–2** serrano or jalapeño chiles, cut into chunks, or to taste
- **1** tsp lime juice
- **1/3** cup low-fat, low-sodium chicken broth, homemade or canned

1. Roast chiles using a comal (Mexican flat skillet) or in a 350°F oven. Turn chiles periodically until their skin starts to turn black. Remove chiles and place on a tray. Cover with a moist paper towel and allow to cool. Remove the skin and the seeds, if desired.
2. Remove husk from tomatillos. Boil tomatillos in water for about 10 minutes or until they turn dark green and do not float.
3. Drain and put tomatillos into a blender or food processor. Add remaining ingredients and blend until a liquid sauce forms. Adjust consistency with additional water or broth.
4. Strain sauce, if desired, and let rest so flavors will blend.

Exchanges
1 Vegetable

Calories	34
Calories from Fat	4
Total Fat	0 g
Saturated Fat	0 g
Cholesterol	0 mg
Sodium	15 mg
Carbohydrate	7 g
Dietary Fiber	1 g
Sugars	4 g
Protein	1 g

Salsa Ranchera

Esta salsa picante va muy bien con carne de cerdo o carne de res asada.

Porciones: 14   Tamaño de una Porción: 1/4 taza

6	tomates, medianos, sin la piel y sin semillas
1–2	chiles picantes (Fresno, jalapeño, serrano, o Nuevo México rojo)
2	cebollas medianas, peladas y picadas en trozos
1–2	dientes de ajo, pelados
1	cda cilantro fresco
1/2	cdta azúcar
1/2	cdta sal
1	cda vinagre blanco o de cidra
1	cda de perejil fresco

Combine todos los ingredientes en una licuadora o procesador de alimentos. Mezcle hasta que forme una salsa suave y uniforme.

Intercambios
1 Vegetal

Calorías 20
    Calorías de la Grasa . .2
Grasa Total . . . . .0 g
    Grasa Saturada . . . . . .0 g
Colesterol . . . . .0 mg
Sodio . . . . .88 mg
Carbohidrato . . . . .5 g
    Fibra Dietética . . . . . . .1 g
    Azúcares . . . . .3 g
Proteína . . . . .1 g

Ranchera Sauce

This spicy sauce is great with pork or beef roast.

Serves: 14   Serving size: 1/4 cup

6 medium tomatoes, roasted, skinned, and seeded
1–2 hot red chiles (Fresno, jalapeño, serrano, or New Mexican red)
2 medium onions, peeled and cut into chunks
1–2 garlic cloves, peeled
1 Tbsp fresh cilantro
1/2 tsp sugar
1/2 tsp salt
1 Tbsp white or apple cider vinegar
1 Tbsp fresh parsley

Combine all ingredients in a blender or food processor. Blend until the sauce is smooth.

Exchanges
1 Vegetable

Calories 20
    Calories from Fat 2
Total Fat . . . . .0 g
    Saturated Fat . . . . .0 g
Cholesterol . . . . .0 mg
Sodium . . . . .88 mg
Carbohydrate . . . . . . .5 g
    Dietary Fiber . . . . .1 g
    Sugars . . . . .3 g
Protein . . . . .1 g

Salsa de Chile

Esta salsa se sirve con tamales.

Porciones: 24   Tamaño de una Porción: 1 cdta

5–6 chiles rojos, Nuevo México, secos
1 chile pasilla, seco
1/2 cebolla, pelada, y cortada en trozos
2 dientes de ajo, pelados
1/2 cdta comino

1. Lave los chiles y remueva el tallo, semillas, y venas.
2. Coloque los chiles en una cacerola mediana y cubra con agua o caldo caliente. Tape y hierva suavemente hasta que los chiles estén suaves, 15–20 minutos.
3. Con mucho cuidado, pase los chiles a la licuadora o procesador de alimentos. Añada un poco del líquido donde hirvió los chiles. Añada la cebolla, ajo, y comino. Mezcle hasta que obtenga una salsa un poco espesa. Ajuste la consistencia con el líquido de cocción o agua. Cuele la salsa.

Intercambios
Alimentos no Restringidos

Calorías 6
    Calorías de la Grasa . .1
Grasa Total . . . . .0 g
    Grasa Saturada . . . . .0 g
Colesterol . . . . .0 mg
Sodio . . . . .2 mg
Carbohidrato . . . . .1 g
    Fibra Dietética . . . . . .0 g
    Azúcares . . . . .1 g
Proteína . . . . .0 g

Chile Sauce

This sauce is served with tamales.

Serves: 24   Serving size: 1 tsp

5–6 dried New Mexican red chiles
1 dried pasilla chile
1/2 onion, peeled and cut into chunks
2 garlic cloves, peeled
1/2 tsp cumin

1. Wash the chiles and remove the stems, seeds, and veins.
2. Place chiles in a medium pan and cover with boiling water or broth. Cover and simmer until chiles are soft, 15–20 minutes.
3. Carefully transfer chiles to a blender or food processor. Add a small amount of cooking liquid. Add onion, garlic, and cumin. Blend until thick. Adjust consistency using cooking liquid or water. Strain sauce.

Exchanges
Free Food

Calories 6
   Calories from Fat 1
Total Fat . . . . .0 g
   Saturated Fat . . . . .0 g
Cholesterol . . . . .0 mg
Sodium . . . . .2 mg
Carbohydrate . . . . . . .1 g
   Dietary Fiber . . . . .0 g
   Sugars . . . . .1 g
Protein . . . . .0 g

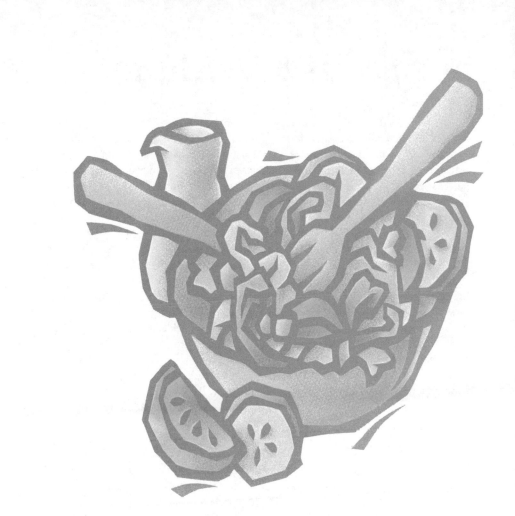

Ensaladas & Verduras/
Salads & Vegetables

Ensaladas & Verduras

Las verduras se pueden dividir en dos categorías: verduras farináceas y verduras no-farináceas. Las verduras farináceas son aquellas con un alto contenido de carbohidratos, como los tubérculos, maíz, plátanos o guisantes. De ellos deben consumirse porciones pequeñas y tomar en cuenta lo que aportan a su alimentación del día. Las verduras no-farináceas incluyen la espinaca, brecól, lechuga, y pimientos. Taza y media de verduras cocidas o una taza de verduras crudas es una porción. Las verduras proveen minerales y fibra dietética y son una gran fuente de vitaminas A y C.

Cuando compre verduras, siempre prefiera aquellas que son frescas. ¡Su sabor y contenido nutritivo son inigualables! Si tiene espacio, tenga un huerto casero. Además de ayudarle a ejercitarse, le provee frutos deliciosos y nutritivos. Si no tiene un huerto casero, compre en las fincas productoras locales más cercanas a usted. Así obtiene verduras frescas de temporada y ayuda a los agricultores locales. Si no tiene disponible las dos opciones anteriores, siempre hay las bodegas, colmaditos y supermercados. En algunos casos, como por ejemplo los tubérculos tropicales, busque en las tiendas orientales. En Asia se producen muchos de los mismos productos que se usan en Latino América. A la hora de comprar verduras, escoja las que tienen el color característico de lo que está comprando y sin indicios de daños por insectos, hongos, ni por golpes. Antes de cocinarlas, lávelas con agua abundante para remover las suciedades y cualquier contaminante superficial.

No hay excusa para no comer verduras. Muchas de sus verduras favoritas están disponibles todo el año congeladas o enlatadas. Siempre mantenga un abastecimiento de éstas para que fácilmente las añada a sus comidas. Hay muchas formas de preparar las verduras: crudas, cocidas (lo cual facilita su digestión), rellenas, al horno o como mezclas de verduras y carne, su variedad y versatilidad le ofrecen muchas opciones. Experimente con sus verduras favoritas y explore sabores y texturas nuevas con las recetas en este capítulo.

Salads & Vegetables

Vegetables can be easily divided into two categories: starchy and non-starchy. Starchy vegetables are those with a high carbohydrate content, such as tubers and plantains or corn and peas. Eat small servings of these and take into account their contribution to your daily meal plan. Non-starchy vegetables include spinach, broccoli, lettuce, and peppers. One-half cup of cooked vegetables or one cup of raw vegetables is one serving. Vegetables provide minerals and fiber and are great sources of vitamins A and C.

Always choose fresh vegetables if you can. Their flavor and nutrient content are outstanding! If you have space, have your own vegetable garden. You'll get exercise as well as extra vitamins. If you don't have a vegetable garden, buy from nearby farms. Their seasonal products will be fresh and local farmers will appreciate your business. If neither of these options works for you, use supermarkets. Or shop in Asian markets for tropical tubers. Asia produces many of the same ingredients used in Latin American cooking. When buying vegetables, select those that have the characteristic color of the product and show no damage from insects, molds, or bruising. Before cooking, wash vegetables under running water to remove dirt and surface contaminants.

There is no excuse not to eat vegetables! Many of your seasonal favorites are available year-round canned or frozen. Always keep some veggies in your pantry and freezer so you can easily add them to your meals. There are so many ways to prepare vegetables: raw, cooked (which facilitates digestion), stuffed, baked, or mixed with meat, their variety and versatility offer many options. Experiment with your favorite vegetables and explore new flavors and textures with some of this chapter's recipes.

Ensaladas & Verduras

Salads & Vegetables

Ensalada de Zanahoria & Col
México y Centro América

Una de las verduras usadas con mayor regularidad en Latinoamérica es el repollo o col. Ya sea cruda o cocida, el repollo es saludable. De la familia de las verduras crucíferas, la col se cuenta como una de las verduras que puede proteger contra ciertas clases de cáncer.

Porciones: 4   Tamaño de una Porción: 1/2 taza

- **2** tazas de col (repollo) picado en tiras
- **1** zanahoria pequeña, rallada
- **3** cdas jugo de lima o 1/4 taza de vinagre (de su preferencia)
- **1/2** cdta azúcar
- **1/4** cdta de sal
- **1/2** cdta pimienta negra
- **1** cda cilantro picado
- **1–3** cdas de chile jalapeño o serrano (opcional)

Mezcle todos los ingredientes y revuelva bien.

Intercambios
1 Vegetal

Calorías 18
   Calorías de la Grasa . .1
Grasa Total . . . . .0 g
   Grasa Saturada . . . . . .0 g
Colesterol . . . . .0 mg
Sodio . . . . .157 mg
Carbohidrato . . . . .4 g
   Fibra Dietética . . . . . . .1 g
   Azúcares . . . . .3 g
Proteína . . . . .1 g

Carrot & Cabbage Salad

Mexico and Central America

Cabbage is one of the most widely used vegetables in Latin America. Whether raw or cooked, cabbage is very healthy. Like other cruciferous vegetables (broccoli and cauliflower), it protects you against colon cancer.

Serves: 4   Serving size: 1/2 cup

- **2** cups shredded cabbage
- **1** small carrot, grated
- **3** Tbsp fresh lime juice or 1/4 cup vinegar, any type
- **1/2** tsp sugar
- **1/4** tsp salt
- **1/2** tsp black pepper
- **1** Tbsp chopped cilantro
- **1–3** Tbsp chopped jalapeño or serrano peppers (optional)

Mix all ingredients and toss well.

Exchanges
1 Vegetable

Calories 18
   Calories from Fat 1
Total Fat . . . . .0 g
   Saturated Fat . . . . .0 g
Cholesterol . . . . .0 mg
Sodium . . . . .157 mg
Carbohydrate . . . . . . .4 g
   Dietary Fiber . . . . .1 g
   Sugars . . . . .3 g
Protein . . . . .1 g

Ensalada de Maíz

Este es un platillo muy colorido para servir durante el verano.

Porciones: 4   Tamaño de una Porción: 1/2 taza

- 1 taza maíz (choclo) tierno, fresco o congelado
- 1/2 taza pimenton dulce, rojo, picado
- 1/2 taza pimenton dulce, verde, picado
- 1/4 taza cebolla blanca, picada fina
- 1 tomate, picado en cuadritos
- 1 cda aceite de oliva
- 1 cdta jugo de lima
  Pimienta negra, molida, a gusto

Mezcle todos los ingredientes, revuelva bien, y refrigere por 30 minutos antes de servir.

Intercambios
1 Almidón
1/2 grasa

Calorías 82
   Calorías de la Grasa   .31
Grasa Total . . . . .3 g
   Grasa Saturada . . . . . .1 g
Colesterol . . . . .0 mg
Sodio . . . . .7 mg
Carbohidrato . . . . . . .13 g
   Fibra Dietética . . . . . . .2 g
   Azúcares . . . . .3 g
Proteína . . . . .2 g

Corn Salad

This is a colorful dish to serve in the summertime.

Serves: 4   Serving size: 1/2 cup

    1 cup corn, fresh or frozen
    1/2 cup chopped red bell pepper
    1/2 cup chopped green bell pepper
    1/4 cup finely chopped onion
    1 tomato, chopped
    1 Tbsp olive oil
    1 Tbsp lime juice
       Ground black pepper, to taste

Mix all ingredients well and refrigerate 30 minutes before serving.

Exchanges
1 Starch
1/2 Fat

Calories 82
   Calories from Fat 31
Total Fat . . . . .5 g
   Saturated Fat . . . . .1 g
Cholesterol . . . . .0 mg
Sodium . . . . .7 mg
Carbohydrate . . . . . . .13 g
   Dietary Fiber . . . . .2 g
   Sugars . . . . .3 g
Protein . . . . .2 g

Ensalada de Pimenton Dulce, Cebolla, & Tomate

Si utiliza una combinación de pimentones dulces—verde, rojo, y amarillo—este plato quedará especialmente bonito.

Porciones: 6   Tamaño de una Porción: 1/6 receta

1/2	taza vinagre de manzana
1	diente de ajo, en rebanadas
1	cdta azúcar
1/4	cdta sal
1/2	cdta pimienta negra
1	cda catsup
1	cdta salsa inglesa (Perrins)
2	cdtas jugo limón verde (ácido)
1	cda aceite oliva, extra virgen
3	cdas cilantro, picado
1	chile dulce grande, cualquier color, cortado en anillos
1	cebolla grande, en rebanadas
2	tomates grandes, pelados, cortado en 8 pedazos

1. Combine todos los ingredientes excepto el chile, cebolla y tomate, y mezcle bien.
2. Esparsa aderezo sobre las verduras y revuelva bien. Tape y refrigere por varias horas o por la noche. De vez encuando revuelva la mezcla.

Intercambios
2 Vegetal
1/2 Grasa

Calorías 63
   Calorías de la Grasa . .21
Grasa Total . . . . .2 g
   Grasa Saturada . . . . . .0 g
Colesterol . . . . .0 mg
Sodio . . . . .145 mg
Carbohidrato . . . . .11 g
   Fibra Dietética . . . . . . .2 g
   Azúcares . . . . .6 g
Proteína . . . . .1 g

Sweet Pepper, Onion, & Tomato Salad

If you use a combination of bell peppers—green, red, and yellow—this dish will be especially pretty.

Serves: 6   Serving size: 1/6 recipe

- 1/2 cup cider vinegar
- 1 garlic clove, sliced
- 1 tsp sugar
- 1/4 tsp salt
- 1/2 tsp black pepper
- 1 Tbsp ketchup
- 1 tsp Worcestershire sauce
- 2 tsp fresh lime juice
- 1 Tbsp extra-virgin olive oil
- 3 Tbsp chopped cilantro
- 1 large bell pepper, any color, cut into thin rings
- 1 large onion, sliced into thin rings
- 2 large tomatoes, peeled, cut into 8 wedges

1. Combine all ingredients except pepper, onion, and tomato and mix well.
2. Pour dressing over vegetables and stir. Cover and refrigerate for several hours or overnight, stirring occasionally.

Exchanges
2 Vegetable
1/2 Fat

Calories 63
   Calories from Fat 21
Total Fat . . . . .2 g
   Saturated Fat . . . . .0 g
Cholesterol . . . . .0 mg
Sodium . . . . .145 mg
Carbohydrate . . . . . . .11 g
   Dietary Fiber . . . . .2 g
   Sugars . . . . .6 g
Protein . . . . .1 g

Ensalada Estilo Doña Olga

Puerto Rico

Esta es la receta de Doña Olga, mi mamá, la cual se ha ido modificando a través de los años para reducir la cantidad de grasa.

Porciones: 12   Tamaño de una Porción: 1/2 taza

2	lb papas, rojas, peladas, cortadas en cuadritos y cocidas
1/4	cdta sal
1	cebolla blanca o amarilla, pequeña, picada fina
2	huevos, duros, pelados y cortados en cubo
1	taza de zanahorias y guisantes dulces, congelados, a temperatura ambiente
1	cda aceite oliva, extra virgen
1–2	cdtas vinagre de cidra de manzana
1	manzana, mediana, pelada y picada en cubo
4	cdas mayonesa, baja en grasa
3–4	pimientos morrónes, estilo español (opcional), en tiritas

1. Combine todos los ingredientes y mezcle bien.
2. Decore con los pimientos morrones, si desea. Sirva inmediatamente o refrigere antes de servir.

Intercambios
1 Almidón
1/2 Grasa

Calorías 107
   Calorías de la Grasa . .21
Grasa Total . . . . .2 g
   Grasa Saturada . . . . . .1 g
Colesterol . . . . .36 mg
Sodio . . . . .167 mg
Carbohidrato . . . . . . .19 g
   Fibra Dietética . . . . . . .2 g
   Azúcares . . . . .5 g
Proteína . . . . .3 g

Olga's Potato Salad

Puerto Rico

This is my mother Olga's recipe, modified over the years to this healthy version.

Serves: 12   **Serving size: 1/2 cup**

- 2 lb red potatoes, peeled, cubed, and cooked
- 1/4 tsp salt
- 1 small white or yellow onion, peeled and finely chopped
- 2 hard-boiled eggs, peeled and diced
- 1 cup frozen peas and carrots, thawed
- 1 Tbsp extra-virgin olive oil
- 1–2 tsp cider vinegar
- 1 medium apple, peeled and diced
- 4 Tbsp low-fat mayonnaise
- 3–4 Spanish-style pimiento strips (optional)

1. Combine all ingredients and mix well.
2. Decorate with pimiento strips, if desired. Serve immediately or chill before serving.

Exchanges
1 Starch
1/2 Fat

Calories 107
  Calories from Fat 21
Total Fat . . . . .2 g
  Saturated Fat . . . . .1 g
Cholesterol . . . . .36 mg
Sodium . . . . .167 mg
Carbohydrate . . . . . .19 g
  Dietary Fiber . . . . .2 g
  Sugars . . . . .5 g
Protein . . . . .3 g

Papas con Salsa de Maní (Cacahuate)

Ecuador

Porciones: 4   Tamaño de una Porción: 1/4 receta

1/2 taza maní (cacahuates), tostados, pelados
1/2 taza leche, sin grasa
  1 cdta aceite con achiote (onoto)
1/4 taza cebolla blanca o amarilla, picada fina
  1 diente de ajo, machacado
  1 cda pimenton dulce fresco, rojo, picado fino
1/2 taza caldo de pollo casero o enlatado, bajo en grasa y sodio
1/4 cdta sal
1/4 cdta pimienta blanca, molida
  1 lb papas rojas, peladas, rebanadas o picadas en trozos, cocidas
    Hojas de lechuga
  1 cdta cilantro fresco picado fino, o a gusto
  5 cdtas maní picado

1. En la licuadora o procesador de alimentos, licue el maní con la leche hasta quedar suave.
2. Caliente el aceite en un sartén a fuego mediano-alto. Sofría la cebolla, ajo, y pimenton por 1–2 minutos. Añada el caldo, la salsa de maní, sal, y pimienta.
3. Cocine a fuego mediano-bajo hasta que la salsa espese, unos 8–10 minutos. Agregue las papas y revuelva suavemente.
4. Sirva sobre una capa de hojas de lechuga. Adorne cada porción con el cilantro y el maní picado.

Intercambios
2 Almidón
2 Grasa

Calorías 248
  Calorías de la Grasa .113
Grasa Total . . . . .13 g
  Grasa Saturada . . . . . .2 g
Colesterol . . . . .1 mg
Sodio . . . . .194 mg
Carbohidrato . . . . . . .28 g
  Fibra Dietética . . . . . .4 g
  Azúcares . . . . .5 g
Proteína . . . . .9 g

Potatoes with Peanut Sauce

Ecuador

Serves: 4   Serving size: 1/4 recipe

1/2 cup roasted peanuts, peeled
1/2 cup fat-free milk
   1 tsp canola oil
1/4 cup finely chopped white or yellow onion
   1 garlic clove, minced
   1 Tbsp finely chopped red bell pepper
1/2 cup low-fat, low-sodium chicken broth, homemade or canned
1/4 tsp salt
1/4 tsp ground white pepper
1/8 tsp annatto powder
   1 lb red potatoes, peeled, sliced or cubed, and cooked
   Lettuce leaves
   1 tsp chopped fresh cilantro, or to taste
   5 tsp chopped peanuts

1. In a blender or food processor, blend peanuts and milk until smooth.
2. Heat oil in a nonstick skillet over medium-high heat. Sauté onion, garlic, and pepper for 1 2 minutes. Stir in chicken broth, peanut sauce, salt, and pepper.
3. Cook over medium-low heat until sauce thickens, about 8–10 minutes. Add the potatoes and toss gently.
4. Serve over lettuce leaves. Sprinkle each serving with cilantro and chopped peanuts.

Exchanges
2 Starch
2 Fat

Calories 248
   Calories from Fat . . .113
Total Fat . . . . .13 g
   Saturated Fat . . . . . . .2 g
Cholesterol . . . . .1 mg
Sodium . . . . .194 mg
Carbohydrate . . . . . . .28 g
   Dietary Fiber . . . . .4 g
   Sugars . . . . .5 g
Protein . . . . .9 g

Arepas de Yuca

Costa Rica

La yuca es la raíz tuberosa de una verdura tropical. El polvo de la raíz se llama *arrurruz* y se usa generalmente como un agente agruesador de salsas.

Porciones: 7   Tamaño de una Porción: 3 arepas

1	lb de yuca cocida y rallada
1/4	cdta sal
2	cdtas harina
6	cdas queso parmesano, rallado
6	cdas leche, baja en grasa
1	cda azúcar
1	cdta aceite canola

1. Combine todos los ingredientes, excepto el aceite y forme una masa firme. Forme bolas de 1 pulgada y aplaste cada bola con la palma de la mano.
2. Caliente el aceite a fuego mediano-bajo en un sartén grande o en un comal. Cocine cada arepa por 4–5 minutos de cada lado, virando una vez.

Intercambios
1 1/2 Almidón

Calorías 124
 Calorías de la Grasa . .26
Grasa Total . . . . .3 g
 Grasa Saturada . . . . . .1 g
Colesterol . . . . .7 mg
Sodio . . . . .205 mg
Carbohidrato . . . . . . .22 g
 Fibra Dietética . . . . . . .1 g
 Azúcares . . . . .3 g
Proteína . . . . .4 g

Cassava Arepas
Costa Rica

Cassava (yucca) is a root vegetable found in the tropics. Arrowroot powder is derived from cassava and is used as thickener. Most arepas (griddle cakes) are made with corn, but try this variation.

Serves: 7   Serving size: 3 arepas

>   1 lb cooked cassava (yucca), grated
> 1/4 tsp salt
>   2 tsp flour
>   6 Tbsp Parmesan cheese
>   6 Tbsp low-fat milk
>   1 Tbsp sugar
>   1 tsp canola oil

1. Combine all ingredients except oil and form a firm dough. Make 1-inch balls and flatten each ball with the palm of your hand.
2. Heat oil over medium-low heat in a large skillet or comal (a flat griddle used in Mexico and Central America to heat tortillas and cook arepas). Cook each griddle cake 4–5 minutes on each side, turning once.

Exchanges
1 1/2 Starch

Calories 124
   Calories from Fat 26
Total Fat . . . . .3 g
   Saturated Fat . . . . .1 g
Cholesterol . . . . .7 mg
Sodium . . . . .205 mg
Carbohydrate . . . . . .22 g
   Dietary Fiber . . . . .1 g
   Sugars . . . . .3 g
Protein . . . . .4 g

Chayotitos Tiernos
Costa Rica

Los chayotes, miembros de la familia de las calabazas, son un plato especial en muchas partes de Centro América y del Caribe. Son muy deliciosos rellenos y horneados.

Porciones: 6   Tamaño de una Porción: 2 rebanadas

3 chayotes tiernos, con la región del corazón o semillas removido, cortado en rebanadas gruesas
1/4 cdta sal
1 cdta azúcar
2 cdas vinagre blanco o de manzana
2 cdas aceite oliva, extra virgen
1 cda cebolla blanca, picada fina
1/4 cdta pimienta negra
1 pimenton dulce, asado, pelado, picado en trozos pequeños

1. Hierva agua en una cacerola mediana, añada los chayotes, la sal y el azúcar. Cocine hasta que este blando, unos 20–25 minutos. Escurra.
2. Mientras tanto, combine el resto de los ingredientes, excepto la mitad del chile. Vierta sobre los chayotes. Deje reposar por 30 minutos para que se mezclen los sabores. Adorne con la mitad del chile dulce asado y sirva.

Intercambios
1 Vegetal
1 Grasa

Calorías 65
   Calorías de la Grasa .41
Grasa Total . . . . .5 g
   Grasa Saturada . . . . . .1 g
Colesterol . . . . .0 mg
Sodio . . . . .25 mg
Carbohidrato . . . . .7 g
   Fibra Dietética . . . . . . .3 g
   Azúcares . . . . .2 g
Proteína . . . . .1 g

Tender Chayotes

Costa Rica

Chayotes, a pear-shaped member of the squash family, are a special dish in many parts of Central America and the Caribbean. They're also delicious stuffed and baked.

Serves: 6   Serving size: 2 slices

>   3 chayotes, seeds and center core removed, sliced into quarters, lengthwise
>   1/4 tsp salt
>   1 tsp sugar
>   2 Tbsp vinegar, white or cider
>   2 Tbsp extra-virgin olive oil
>   1 Tbsp finely chopped white onion
>   1/4 tsp black pepper
>   1 bell pepper, roasted, peeled, and diced

1. Bring water to a boil in a medium saucepot, then add chayotes, salt, and sugar. Cook until soft, about 20–25 minutes. Drain.
2. Meanwhile, combine remaining ingredients except half the bell pepper. Pour over the chayote. Let rest 30 minutes to allow flavors to blend. Garnish with remaining bell pepper and serve.

Exchanges
1 Vegetable
1 Fat

Calories 65
    Calories from Fat 41
Total Fat . . . . .5 g
    Saturated Fat . . . . .1 g
Cholesterol . . . . .0 mg
Sodium . . . . .25 mg
Carbohydrate . . . . . . .7 g
    Dietary Fiber . . . . .3 g
    Sugars . . . . .2 g
Protein . . . . .1 g

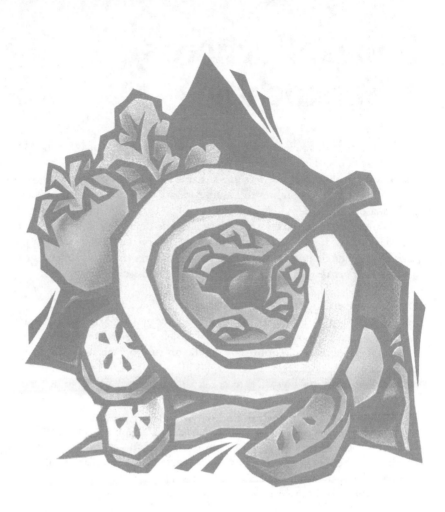

Sopas, Pucheros,
& Sancochos/
Soups & Stews

Sopas, Pucheros, & Sancochos

La *sopa*, cuya definición original significa una tajada de pan a la cual se le añade un líquido, es fácil de hacer, y nutritiva. La familia de las sopas, incluye desde los caldos sencillos hasta las sopas más sustanciales con carne y vegetales (verduras). Conocidas por varios nombres en Latino América, tales como sopas, pucheros, sancochos, asopaos, en casi todas las sopas usted puede usar los ingredientes que tiene disponibles y dejar que su creatividad sea la fuente de inspiración. Solo tiene que recordar que las sopas más sabrosas son las que hierven a fuego lento, por un periodo largo de tiempo. Esto ayuda a que los sabores de los ingredientes se mezclen, sin permitir que los ingredientes más tiernos se deshagan.

Es tradicional en nuestras cocinas utilizar cubitos de caldo concentrados, estilo bouillon. Estos proveen conveniencia y mucho sabor. Pero, tienden a ser altos en sodio. Por esto, su uso debe ser limitado o se deben seleccionar aquellos que son más bajos en sodio, o solo utilice la mitad de un cubito. Mis recetas son a base de caldos caseros o caldos enlatados bajos en sodio y grasa. En la mayoría de los casos, no necesita añadir grasa o sal a la receta. Añada unas gotitas de jugo de limón o lima, y le da sabor, con menos sodio.

¡Lo mejor es el caldo casero! Para caldos a base de carne, remueva la grasa visible de la carne y controle la cantidad de sal que añade. Cuando el caldo este listo, déjelo enfriar y remueva la grasa que sube a la superficie. Para estimular su apetito, he aquí algunas recetas favoritas, comenzando por las más básicas que sirven de elemento principal para otras sopas y otras comidas.

Soups & Stews

Preparing soups, which in Latin America originally meant pouring some liquid over a slice of bread, is a great way to feed a lot of people without straining your budget. Soups are wonderfully healthy, too—from simple broths to substantial stews with meat and vegetables. Known in Latin America as *sopas*, *pucheros*, *sancochos*, and *asopaos*, most soups use easily available ingredients and leave plenty of room for your own creative touches. Just remember that the most delicious soups are cooked at low heat for prolonged periods of time. This process allows the flavors to blend and preserves the character of the most tender ingredients.

It's traditional in Latin American soup cooking to use concentrated bouillon cubes. These are convenient and add flavor, but they tend to be high in sodium. Check labels carefully and use brands lower in sodium, or use only half a cube in your own recipes. My recipes call for homemade broths or canned broths low in sodium and fat. You don't need to add extra fat or salt to most recipes. A few drops of lime juice will provide flavor without added sodium.

The healthiest thing to use as a soup base is homemade stock. For meat-based stocks, trim all visible fat from the meat. When the stock is done, let it cool, then strain off any surface fat. Here are some of my favorite recipes to stimulate your appetite, starting with the most basic that are the foundation for many soups and other dishes.

Sopas, Pucheros, & Sancochos

Soups & Stews

Caldo de Res

El método tradicional es el de hornear los huesos por unas 3–4 horas y luego hervir lentamente por varias horas. ¡Esta es una versión mucho más rápida!

Porciones: 6   Tamaño de una Porción: 1 taza

1	lb carne de res, cortada en pedazos de 1-pulgada o carne para guisar
1/2	lb costillas de res, cortadas en pedazos
1	cebolla mediana, pelada y partida en 4 pedazos
1	tallo de apio, partido en 4 pedazos
2	zanahorias, partidas en pedazos de 1-pulgada
1/2	cdta sal
1	tomate partido en 4 pedazos
1	pimenton dulce, mediano, rojo o verde, sin semillas y partido en 4 pedazos
1	clavo de olor
1	diente de ajo, pelado
1	hoja de laurel
1/4	cdta pimienta negra entera
1/4	cdta tomillo
2	cdas perejil o cilantro picado
6	tazas agua

1. En una cacerola grande coloque todos los ingredientes y cocine hasta hervir. Reduzca a fuego lento, tape, y hierva suavemente por 2–3 horas.
2. Remueva la carne y los vegetales, enfrie, y cuele el caldo.

Intercambios
Alimentos no Restringidos

Calorías 12
   Calorías de la Grasa . . .4
Grasa Total . . . . .0 g
   Grasa Saturada . . . . . .0 g
Colesterol . . . . .5 mg
Sodio . . . . .199 mg
Carbohidrato . . . . .0 g
   Fibra Dietética . . . . . . .0 g
   Azúcares . . . . .0 g
Proteína . . . . .2 g

Beef Broth

The traditional method calls for baking the bones for 3–4 hours and then simmering the stock for several hours. This is a quicker version!.

Serves: 6   Serving size: 1 cup

- 1 lb beef roast, cut into 1-inch pieces, or stew meat
- 1/2 lb beef ribs, cut into small pieces
- 1 medium onion, peeled and cut into 4 pieces
- 1 celery stalk, cut into 4 pieces
- 2 carrots, cut into 1-inch pieces
- 1/2 tsp salt
- 1 tomato, cut into 4 pieces
- 1 medium red or green bell pepper, cut into 4 pieces
- 1 whole clove
- 1 garlic clove
- 1 bay leaf
- 1/4 tsp black peppercorns
- 1/4 tsp thyme
- 2 Tbsp chopped parsley or cilantro
- 6 cups water

1. Bring all ingredients to boil in a large stockpot. Reduce heat, cover, and simmer for 2–3 hours.
2. Remove meat and vegetables, cool, and strain broth.

Exchanges
Free Food

Calories 12
    Calories from Fat 4
Total Fat . . . . .0 g
    Saturated Fat . . . . .0 g
Cholesterol . . . . .5 mg
Sodium . . . . .199 mg
Carbohydrate . . . . .0 g
    Dietary Fiber . . . . .0 g
    Sugars . . . . .0 g
Protein . . . . .2 g

Cazuela de Carne
Sur América

Para asar el chile Anaheim, puede usar el horno en "broil," y asarlo por 4–5 minutos. Remueva del horno, dejelo reposar por 10 minutos, y cuidadosamente remueva la cáscara. Lavese las manos inmediatamente después de tocar la cáscara.

Porciones: 5   Tamaño de una Porción: 1 taza

1	cda aceite oliva o canola
1 1/2	libra de faja o "flank steak", picada en trozos pequeños
1	cebolla mediana, pelada y picada
2	dientes de ajo, machacados
1/2	pimenton dulce, mediano, verde, picado
1/2	pimenton dulce, mediano, rojo, picado
4	tazas caldo de res, bajo en grasa y sodio
1	zanahoria cortada en trozos de 1 pulgada
2	tallos de apio, sin hojas, cortados en trozos de 1 pulgada
1	pimenton Anaheim, asado y picado
2–3	jalapeños, serranos, thais o amarillos, picados, a gusto
1	lata 15-oz de tomates en trozos pequeños, con el jugo
2	clavos de olor
4–5	granos de pimienta negra, entera
1/2	cdta tomillo
1/2	cdta comino
1/2	cdta pimienta negra

Intercambios
3 Carne con Bajo
   Contenido de Grasa
3 Vegetal   1 Grasa

Calorías 309
   Calorías de la Grasa .117
Grasa Total . . . . .13 g
   Grasa Saturada . . . . . .5 g
Colesterol . . . . .68 mg
Sodio . . . . .490 mg
Carbohidrato . . . . . . .17 g
   Fibra Dietética . . . . . .4 g
   Azúcares . . . . .10 g
Proteína . . . . .30 g

1. Caliente el aceite a fuego mediano-alto en una cacerola grande y sofría la carne, cebolla, ajo, y pimentones dulces hasta que la carne esté cocida, unos 8–10 minutos. Revuelva con frecuencia.

2. Añada el resto de los ingredientes y cocine hasta hervir. Tape, baje a fuego lento, y hierva suavemente por 2–3 horas. Remueva los clavos de olor y la pimienta entera antes de servir.

Cazuela de Carne

South America

To roast the Anaheim pepper, set the oven to broil and roast for 4–5 minutes. Remove from oven, allow to cool 10 minutes, and very carefully remove skin. Wash your hands immediately after you touch the skin.

Serves: 5   Serving size: 1 cup

1	Tbsp olive or canola oil
1 1/2	lb flank steak, cut into bite-sized pieces
1	medium onion, peeled and chopped
2	garlic cloves, minced
1/2	medium green bell pepper, chopped
1/2	medium red bell pepper, chopped
4	cups low-fat, low-sodium beef stock
1	carrot, cut into 1-inch pieces
2	celery stalks, trimmed, cut into 1-inch pieces
1	Anaheim pepper, roasted and chopped
2–3	jalapeño, serrano, Thai, or yellow wax peppers, chopped, to taste
1	15-oz can crushed tomatoes with juice
2	whole cloves
4–5	black peppercorns
1/2	tsp thyme
1/2	tsp cumin
1/2	tsp black pepper

1. Heat the oil over medium-high heat in a large stockpot and saute the meat, onion, garlic, and bell pepper until meat is browned, about 8–10 minutes. Stir frequently.
2. Add remaining ingredients and bring to a boil. Cover, reduce heat, and simmer 2–3 hours. Remove whole cloves and peppercorns before serving.

Exchanges
3 Lean Meat   1 Fat
3 Vegetable

Calories 309
    Calories from Fat . . .117
Total Fat . . . . .13 g
    Saturated Fat . . . . .5 g
Cholesterol . . . . .68 mg
Sodium . . . . .490 mg
Carbohydrate . . . . . . .17 g
    Dietary Fiber . . . . .4 g
    Sugars . . . . .10 g
Protein . . . . .30 g

Carne de Res Guisada

Le gustará las alcaparras y aceitunas en éste guiso.

Porciones: 9   Tamaño de una Porción: 1 taza

  2 cdtas aceite canola o de oliva
  2 lbs carne de guisar, en pedazos de 1 pulgada
  2 cdas sofrito (véase la receta en la página 30)
  4 tazas caldo de res, bajo en grasa y sodio
1/2 taza salsa de tomate
  1 hoja de laurel
1/2 cdta orégano
  4 papas, picadas en trozos grandes
  4 zanahorias, picadas en trozos grandes
  6 aceitunas verdes rellenas, cortadas por la mitad
  1 cdta alcaparras, enjuagadas

1. Caliente el aceite en una cacerola grande a fuego mediano-alto. Sofría la carne y el sofrito hasta que la carne este cocida, unos 8–10 minutos.
2. Añada el caldo, salsa de tomate, hoja de laurel, y el orégano y cocine hasta hervir. Tape, baje a fuego lento, y cocine 1 hora.
3. Añada las papas, zanahorias, aceitunas, y alcaparras, tape, y cocine 30 minutos.

Intercambios
1 Almidón   1/2 Grasa
2 Carne con Bajo
   Contenido de Grasa

Calorías 214
   Calorías de la Grasa . .59
Grasa Total . . . . .7 g
   Grasa Saturada . . . . . .2 g
Colesterol . . . . .53 mg
Sodio . . . . .302 mg
Carbohidrato . . . . .17 g
   Fibra Dietética . . . . . . .2 g
   Azúcares . . . . .4 g
Proteína . . . . .21 g

Beef Stew

You'll like the capers and olives in this stew.

Serves: 9   Serving size: 1 cup

2 tsp canola or olive oil
2 lb beef stew meat, cut into 1-inch pieces
2 Tbsp sofrito (see recipe, page 31)
4 cups low-fat, low-sodium beef broth
1/2 cup tomato sauce
1 bay leaf
1/2 tsp oregano
4 potatoes, peeled and cut into large pieces
4 carrots, cut into large pieces
6 stuffed green olives, halved
1 tsp capers, rinsed

1. Heat oil in a large stockpot over medium-high heat. Saute the meat and sofrito until the meat is browned, about 8–10 minutes.
2. Add broth, tomato sauce, bay leaf, and oregano and bring to a boil. Cover, reduce heat, and cook 1 hour.
3. Add potatoes, carrots, olives, and capers, cover, and cook 30 minutes.

Exchanges
1 Starch   1/2 Fat
2 Lean Meat

Calories 214
   Calories from Fat 59
Total Fat . . . . .7 g
   Saturated Fat . . . . .2 g
Cholesterol . . . . .53 mg
Sodium . . . . .302 mg
Carbohydrate . . . . . . .17 g
   Dietary Fiber . . . . .2 g
   Sugars . . . . .4 g
Protein . . . . .21 g

Ají de Gallina

Perú

Para un día frío no hay nada mejor que éste magnífico puchero.

Porciones: 5   Tamaño de una Porción: 1 taza de sopa, 4 pedazos de papa,
y 3 pedazos de maíz (choclo)

- 1 pollo de 3 lb, con la piel y la grasa visible removida
- 4 tazas agua
- 1 cebolla, mediana
- 1 diente de ajo
- 1 zanahoria, picada en trozos grandes
- 1 tomate, entero, picado en trozos grandes
- 1 clavo de olor
- 1/2 cdta sal
- 1/4 cdta pimienta negra
- 4 rebanadas de pan de molde, solo la parte blanca, en cuadritos
- 1 cda aceite oliva
- 1 cebolla, mediana, picada fina
- 2 dientes ajos, machacados
- 1/2 cdta semillas de comino
- 2 cdas Pasta de Habanero (véase la receta en la página 40) o salsa picante, o 2–4 ajíes Sud Americanos (marisol o verdes), licuados
- 1 taza leche evaporada, baja en grasa
- 1/2 taza queso parmesano
- 5 papas, peladas y hervidas, cada una cortada en cuartos
- 3 mazorcas de maíz (choclo), cocidas, partidas en 5 pedazos cada una
- 2 huevos hervidos duros, picados en 5 pedazos cada uno (opcional)

Intercambios

3 Almidón   1/2 Grasa
4 Carne con Bajo
   Contenido de Grasa

Calorías 479	
Calorías de la Grasa .143	
Grasa Total . . . . .16 g	
Grasa Saturada . . . . . .6 g	
Colesterol . . . . .98 mg	
Sodio . . . . .624 mg	
Carbohidrato . . . . . . .45 g	
Fibra Dietética . . . . .4 g	
Azúcares . . . . .11 g	
Proteína . . . . .43 g	

1. En una olla grande hierva el pollo, el agua, cebolla, ajo, zanahoria, tomate, clavo de especie, sal y pimienta. Tape, reduzca a fuego lento, y cocine por 1 hora o hasta que el pollo este cocido.
2. Remueva el pollo y cuele (filtre) el caldo. Reserve 2 1/2 tazas de caldo para esta receta. Remueva la carne de los huesos y desmenuce (deshilache) el pollo.
3. Remoje el pan en 1 taza de caldo por 5 minutos y licue.
4. Caliente el aceite en una cacerola grande y dore la cebolla, ajos y el comino por 3–4 minutos. Agregue los pimientos, el caldo en reserva, leche, queso, pollo, y pan. Cocine a fuego lento por 10 minutos, revolviendo una o dos veces.
5. En cada plato coloque aproximadamente 1 taza de sopa, 4 pedazos de papa, y 3 pedazos de maíz (choclo). Si desea, adorne con 2 pedazitos de huevo.

Peruvian Chicken Stew

A great stew for a cold day!

Serves: 5   Serving size: 1 cup stew, 4 pieces potato, and 3 pieces corn

1 3-lb chicken, skin and visible fat removed
4 cups water
1 medium onion
1 garlic clove
1 carrot, cut into large pieces
1 tomato, cut into chunks
1 clove
1/2 tsp salt
1/4 tsp black pepper
4 slices sandwich-style bread, crust removed, cubed
1 Tbsp olive oil
1 medium onion, finely chopped
2 garlic cloves, minced
1/2 tsp cumin seeds
2 Tbsp Habanero paste (see recipe, page 41), hot sauce, or 2–4 South American ajíes (marisol or verdes), run through the blender
1 cup low-fat evaporated milk
1/2 cup Parmesan cheese
5 small potatoes, peeled and boiled, each quartered
3 cobs corn, cooked, each cut into 5 pieces
2 hard-boiled eggs, each cut into 5 pieces (optional)

1. Bring the chicken, water, onion, garlic, carrot, tomato, clove, salt, and pepper to boil in a large stockpot. Cover, reduce heat, and cook for 1 hour or until chicken is done.
2. Remove chicken and strain broth. Reserve 2 1/2 cups broth for this recipe. Remove meat from bones and tear into large pieces.
3. Soak bread in 1 cup broth for 5 minutes, then run through blender.
4. Heat oil in large saucepot and sauté onion, garlic, and cumin for 3–4 minutes. Add peppers, remaining chicken broth, milk, cheese, chicken, and bread. Cook over low heat for 10 minutes, stirring once or twice.
5. On each plate, place about 1 cup stew, 4 pieces potato, and 3 pieces corn. Garnish with 2 pieces of egg, if desired.

Exchanges
3 Starch   1/2 Fat
4 Lean Meat

Calories 479
   Calories from Fat . . .143
Total Fat . . . . .16 g
   Saturated Fat . . . . .6 g
Cholesterol . . . . .98 mg
Sodium . . . . .624 mg
Carbohydrate . . . . . .45 g
   Dietary Fiber . . . . .4 g
   Sugars . . . . .11 g
Protein . . . . .43 g

Sopa de Tortilla
México

Esta es una sencilla sopa de preparar. Epazote es una hierba mexicana con sabor fuerte, asíes que aumente la cantidad según se acostumbra a usarla.

Porciones: 4   Tamaño de una Porción: 1 taza

- **6** tortillas de maíz de 6-pulgadas
- **1** cda aceite canola
- **1** cebolla mediana, pelada y cortada en trozos pequeños
- **1** diente de ajo, machacado
- **1** lata de 15-oz de tomates picados sin escurrir
- **2** cdas cilantro, picado
- **4** tazas caldo de pollo, bajo en grasa y sodio
- **1** hoja de epazote, si tiene disponible o 1/4 cdta epazote seco
- **1/4** cdta chile picante en hojuelas
- **1/4** taza queso estilo Monterrey o muenster, rallado y con bajo contenido de grasa

1. Caliente el horno hasta 400°F. Corte las tortillas en tiritas finitas. Coloque en una bandeja de hornear que haya sido rociada con aceite de cocinar. Horneé las tortillas hasta que esten bien tostadas, unos 8–10 minutos.
2. Caliente el aceite en un sartén pequeño y dore la cebolla y el ajo por 4–5 minutos.
3. En una licuadora o procesador de alimentos, haga un pure con los tomates, la cebolla, el ajo, y el cilantro.
4. En una cacerola grande, hierva la mezcla de tomates y el caldo de pollo. Cocine por 15–20 minutos. Revuelva una o dos veces. Añada la hoja de epazote y caliente por otros 5 minutos.
5. Antes de servir, puede añadirle unas hojuelas de chile seco, a gusto. Las tortillas las puede agregar en este momento o según va consumiendo la sopa. Adorne cada plato con 1 cda de queso rallado.

Intercambios
1 Almidón   2 Vegetal
1 Grasa

Calorías 190
    Calorías de la Grasa . .59
Grasa Total . . . . .7 g
    Grasa Saturada . . . . . .1 g
Colesterol . . . . .11 mg
Sodio . . . . .529 mg
Carbohidrato . . . . . . .27 g
    Fibra Dietética . . . . . . .4 g
    Azúcares . . . . .6 g
Proteína . . . . .8 g

Tortilla Soup

Mexico

This is a wonderful and easy soup to prepare. Epazote is a Mexican herb with a strong flavor, so adjust the amount to your preference!

Serves: 4   Serving size: 1 cup

- 6 6-inch corn tortillas
- 1 Tbsp canola oil
- 1 medium onion, peeled and finely chopped
- 1 garlic clove, minced
- 1 15-oz can diced tomatoes with juice
- 2 Tbsp chopped cilantro
- 4 cups low-fat, low-sodium chicken broth
- 1 fresh epazote leaf, if available, or 1/4 tsp dried epazote
- 1/4 tsp hot chile flakes or crushed red pepper
- 1/4 cup shredded reduced-fat jack or muenster cheese

1. Heat oven to 400°F. Cut tortillas into thin strips. Place on baking sheet that has been coated with nonstick cooking spray. Bake until crisp, about 8–10 minutes.
2. Heat oil in small skillet and sauté onion and garlic for 4–5 minutes.
3. In a blender or food processor, pureé tomatoes, onion, garlic, and cilantro.
4. In a large stockpot, bring tomato mixture and broth to boil. Cover, reduce heat, and simmer 15–20 minutes. Stir once or twice. Add epazote and cook for 5 minutes.
5. Stir in hot chile flakes before serving. Add tortilla strips now or as soup is eaten. Garnish each serving with 1 Tbsp cheese.

Exchanges

1 Starch	1 Fat
2 Vegetable	

Calories	190
Calories from Fat	59
Total Fat	. . . . .7 g
Saturated Fat	. . . . .1 g
Cholesterol	. . . . .11 mg
Sodium	. . . . .529 mg
Carbohydrate	. . . . . . .27 g
Dietary Fiber	. . . . .4 g
Sugars	. . . . .6 g
Protein	. . . . .8 g

Ajiaco

Chile

Hay muchas versiones de ajiaco. Esta utiliza acelga fresca.

Porciones: 9   Tamaño de una Porción: 1 taza

- **2** cdas de aceite canola
- **1 1/2** lb carne de res de guisar
- **8** papas medianas, peladas, cada una picada en cuartos
- **4** tazas caldo de res, bajo en grasa y sodio
- **2** tazas agua
- **1** cebolla grande, cortada estilo pluma fina
- **2** zanahorias grandes, picadas en tiras finas (julienne)
- **1** taza acelgas, lavadas y picadas
- **1–2** dientes ajo, picado
- **1/2** cdta orégano
- **1** cdta sal
- **1/4** cdta pimienta negra
- **1/2** taza apio picado
- **1** cda perejil, picado
  Salsa picante (ají) a su gusto
- **2** huevos, cocidos duros, rebanados

1. Caliente 1 cda de aceite en una cacerola grande y dore la carne por 4–5 minutos. Agregue el agua y caldo y caliente hasta hervir. Tape, reduzca a fuego lento, y hierva suavemente por 30 minutos.
2. Caliente 1 cda de aceite en un sartén pequeño y dore la cebolla. Añada la cebolla a la cacerola grande, con el resto de los ingredientes excepto la salsa picante y los huevos. Hierva suavemente por 20 minutos.
3. Añada la salsa picante y coloque un pedazo de huevo cocido en cada plato, antes de servir.

Intercambios

1 1/2 Almidón   1 Vegetal
2 Carne con Bajo
   Contenido de Grasa

Calorías 255
   Calorías de la Grasa . .74
Grasa Total . . . . .8 g
   Grasa Saturada . . . . . .2 g
Colesterol . . . . .88 mg
Sodio . . . . .426 mg
Carbohidrato . . . . . . .27 g
   Fibra Dietética . . . . . . .3 g
   Azúcares . . . . .5 g
Proteína . . . . .19 g

Ajiaco
Chile

There are many variations of ajiaco. This one uses fresh chard.

Serves: 9   Serving size: 1 cup

2 Tbsp canola oil, divided
1 1/2 lb beef stew meat
8 medium potatoes, each peeled and quartered
4 cups low-fat, low-sodium beef broth
2 cups water
1 large onion, peeled and cut into thin vertical slices
2 large carrots, julienned
1 cup chard, washed and chopped
1–2 garlic cloves, minced
1/2 tsp oregano
1 tsp salt
1/4 tsp black pepper
1/2 cup chopped celery
1 Tbsp chopped parsley
Hot pepper sauce to taste
2 hard-boiled eggs, sliced

1. Heat 1 Tbsp oil in large stockpot and brown meat 4–5 minutes. Add broth and water and bring to a boil. Cover, reduce heat, and simmer 30 minutes.
2. Heat 1 Tbsp oil in small skillet and brown onion. Add to stockpot, along with remaining ingredients except hot sauce and egg. Simmer for 20 minutes.
3. Season with hot sauce and place egg slice in each bowl before serving.

Exchanges
1 1/2 Starch   1 Vegetable
2 Lean Meat

Calories 255
   Calories from Fat 74
Total Fat . . . . .8 g
   Saturated Fat . . . . . . .2 g
Cholesterol . . . . .88 mg
Sodium . . . . .426 mg
Carbohydrate . . . . . . .27 g
   Dietary Fiber . . . . . . .3 g
   Sugars . . . . .5 g
Protein . . . . .19 g

Caldo Gallego Rápido

Islas del Caribe

Este caldo es una versión rápida del plato servido en las islas del caribe para el almuerzo y la cena.

Porciones: 10   Tamaño de una Porción: 1 taza

- 1/2 cdta aceite canola
- 1 cebolla mediana, pelada y picada
- 2 dientes de ajo, machacados
- 4 oz chorizo, picado en cuadritos
- 4 oz jamón bajo en grasa, picado en cuadritos
- 1/2 lb pechuga pollo, sin piel, picada en cuadritos
- 1/2 lb carne de res de guisar, en cuadritos
- 6 tazas agua
- 1/4 taza apio, picado
- 1 lb de papas, peladas y picadas en cuadritos
- 2 15-oz latas de habichuelas blancas, con el jugo
- 1/2 lb repollo (col), picado en trozos grandes
- 1/4 cdta pimienta negra

1. Caliente el aceite en una cacerola grande y dore la cebolla, ajo, y las carnes por 8–10 minutos, revolviendo con frecuencia.
2. Añada el resto de los ingredientes y cocine hasta hervir. Tape, baje a fuego lento, y hierva suavemente por 30 minutos.

Intercambios
2 Almidón
2 Carne con Bajo
   Contenido de Grasa

Calorías 256
   Calorías de la Grasa . .55
Grasa Total . . . . .6 g
   Grasa Saturada . . . . .2 g
Colesterol . . . . .39 mg
Sodio . . . . .579 mg
Carbohidrato . . . . . .29 g
   Fibra Dietética . . . . . .6 g
   Azúcares . . . . .4 g
Proteína . . . . .21 g

Quick Galician Stew

Caribbean

This is a quick version of the one-dish meal served in the Caribbean for lunch or dinner.

Serves: 10   Serving size: 1 cup

- 1/2 tsp canola oil
- 1 medium onion, peeled and chopped
- 2 garlic cloves, minced
- 4 oz chorizo, cubed
- 4 oz low-fat ham, cubed
- 1/2 lb boneless, skinless chicken breast, cubed
- 1/2 lb beef stew meat, cubed
- 6 cups water
- 1/4 cup chopped celery
- 1 lb potatoes, peeled and cubed
- 2 15-oz cans white navy beans with liquid
- 1/2 lb cabbage, cut into chunks
- 1/4 tsp black pepper

1. Heat oil in large stockpot and brown onion, garlic, and meats for 8–10 minutes, stirring frequently.
2. Add remaining ingredients and bring to a boil. Cover, reduce heat, and simmer 30 minutes.

Exchanges
2 Starch
2 Lean Meat

Calories 256
   Calories from Fat 55
Total Fat . . . . .6 g
   Saturated Fat . . . . . . .2 g
Cholesterol . . . . .39 mg
Sodium . . . . .579 mg
Carbohydrate . . . . . . .29 g
   Dietary Fiber . . . . .6 g
   Sugars . . . . .4 g
Protein . . . . .21 g

Sopa de Frijoles Negros

Cuba

Porciones: 6   Tamaño de una Porción: 1 taza

1 lb frijoles negros, (habichuelas negras), secos, remojados en agua por la noche
6 tazas agua
1 pimenton dulce, verde, picado en 4 pedazos
1 cebolla pequeña, picada por la mitad
2 cdas aceite canola
1 taza jamón, bajo en grasa, picado en cuadritos
1 taza cebolla, picada
1 pimenton dulce, verde, sin semillas, picado
2 dientes de ajo, machacados
1 cdta comino seco
1/2 cdta orégano seco o una espiga de orégano fresco
1/2 cdta mostaza en polvo
1 hoja de laurel
1 cda jugo de lima
6 cdas huevo duro en pedazos pequeños

1. Lleve a hervir los frijoles (habichuelas), agua, pimienta, y la cebolla. Tape, reduzca a fuego lento, y cocine por 3–4 horas o hasta que los frijoles esten cocidos.
2. Caliente el aceite en un sartén mediano y sofría el jamón, cebollas, pimenton, y ajo por 3–4 minutos. Añada a los frijoles con el resto de los ingredientes excepto el huevo. Añada suficiente agua para hacer 6 tazas de sopa, cubra y hierva suavemente por 1 hora.
3. Remueva 2 tazas de sopa y muele o pase por la licuadora. Regrese el pure de frijoles a la sopa. Cocine por 3 minutos, saque la hoja de laurel, añada el jugo de lima, adorne con el huevo, y sirva.

Intercambios
3 Almidón   1 Vegetal
2 Carne con Bajo
   Contenido de Grasa

Calorías 360
   Calorías de la Grasa . .78
Grasa Total . . . . .9 g
   Grasa Saturada . . . . . .1 g
Colesterol . . . . .66 mg
Sodio . . . . .332 mg
Carbohidrato . . . . . . .49 g
   Fibra Dietética . . . . . .17 g
   Azúcares . . . . .8 g
Proteína . . . . .24 g

Traditional Black Bean Soup

Cuba

Serves: 6   Serving size: 1 cup

1 lb dried black beans, soaked in water overnight
6 cups water
1 green pepper, cut into 4 pieces
1 small onion, halved
2 Tbsp canola oil
1 cup lean ham, cubed
1 cup chopped onion
1 green pepper, seeded and chopped
2 garlic cloves, minced
1 tsp dried cumin
1/2 tsp dried oregano, or 1 sprig fresh oregano
1/2 tsp dry mustard
1 bay leaf
1 Tbsp lime juice
6 Tbsp chopped hard-boiled egg

1. Bring beans, water, pepper, and onion to a boil. Cover, reduce heat, and cook 3–4 hours or until beans are done.
2. Heat oil in medium skillet and sauté ham, onion, pepper, and garlic for 3–4 minutes. Add to beans along with other ingredients except egg. Add enough water to make 6 cups soup, then cover and simmer 1 hour.
3. Remove 2 cups soup and mash or run through the blender or food processor. Return pureé to soup. Cook 3 minutes, then discard bay leaf, stir in lime juice, garnish with egg, and serve.

Exchanges

3 Starch	1 Vegetable
2 Lean Meat	

Calories 360
   Calories from Fat 78
Total Fat . . . . .9 g
   Saturated Fat . . . . .1 g
Cholesterol . . . . .66 mg
Sodium . . . . .332 mg
Carbohydrate . . . . . . .49 g
   Dietary Fiber . . . . . . .17 g
   Sugars . . . . .8 g
Protein . . . . .24 g

Sopa de Frijoles Negros Rápida

He aqui una versión rápida pero con el mismo gran sabor.

Porciones: 4   Tamaño de una Porción: 1 taza

    1 cdta aceite canola
1/4 taza sofrito (véase la receta en la página 30)
    1 taza jamón bajo en grasa, picado en cuadritos
    2 latas, de 15-oz cada una, de frijoles negros en agua, escurridos y enjuagados
    2 tazas caldo de res, bajo en grasa y sodio
    4 cdas huevo duro, picado

1. Caliente el aceite en una cacerola mediana y cocine el sofrito y jamón por 3–4 minutos.
2. Añada los frijoles y el caldo y cocine hasta hervir. Tape, reduzca a fuego lento, y hierva suavemente por 20 minutos.
3. Remueva 1 taza de sopa y muela o pase por la licuadora. Regrese el pure de frijoles a la sopa. Cocine por 2 minutos y sirva.
4. Adorne cada porción con 1 cda de huevo.

Intercambios
2 1/2 Almidón
2 Carne con Bajo
   Contenido de Grasa

Calorías 290
   Calorías de la Grasa . .49
Grasa Total . . . . .5 g
   Grasa Saturada . . . . . .1 g
Colesterol . . . . .75 mg
Sodio . . . . .771 mg
Carbohidrato . . . . . . .37 g
   Fibra Dietética . . . . . .13 g
   Azúcares . . . . .4 g
Proteína . . . . .24 g

Quick Black Bean Soup

Here is a quick method that still has great flavor.

Serves: 4   Serving size: 1 cup

  1 tsp canola oil
  1/4 cup sofrito (see recipe, page 31)
  1 cup lean ham, cubed
  2 15-oz cans black beans, rinsed and drained
  2 cups low-fat, low-sodium beef broth
  4 Tbsp chopped hard-boiled egg

1. Heat oil in medium stockpot and sauté sofrito and ham 3–4 minutes.
2. Add beans and broth and bring to a boil. Cover, reduce heat, and simmer 20 minutes.
3. Remove 1 cup soup and mash or run through the blender or food processor. Return pureé to soup. Cook 2 minutes.
4. Garnish each serving with 1 Tbsp egg.

Exchanges
2 1/2 Starch
2 Lean Meat

Calories 290
   Calories from Fat 49
Total Fat . . . . .5 g
   Saturated Fat . . . . .1 g
Cholesterol . . . . .75 mg
Sodium . . . . .771 mg
Carbohydrate . . . . . . .37 g
   Dietary Fiber . . . . . . .13 g
   Sugars . . . . .4 g
Protein . . . . .24 g

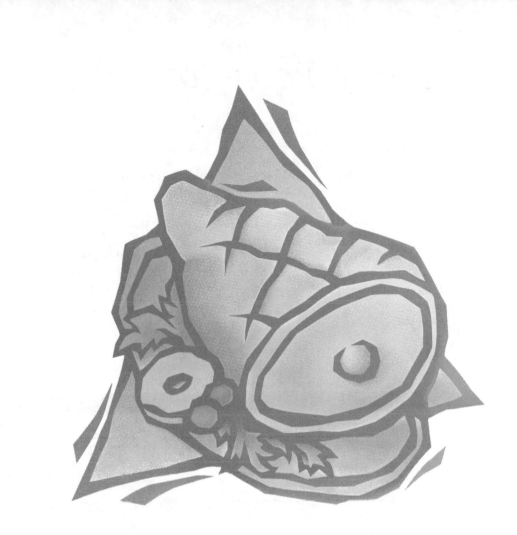

Carnes & Pescados/
Meat & Seafood

Carnes & Pescados

Cuando trabaje con carnes, pescados o mariscos, recuerde:

- ❖ Mantenga estos productos refrigerados hasta el momento de usarlos.
- ❖ Descongele las carnes en el refrigerador u horno de micro-ondas, nunca en el mostrador.
- ❖ Cocine bien estos productos. La forma más precisa de saber si la carne está bien cocida es mediante el uso de un termómetro.
- ❖ Tan pronto termine de comer, ponga en el refrigerador los alimentos que va a usar mastarde. Ningún alimento que contenga carne o leche debe estar a temperatura ambiente más de dos horas.
- ❖ Compre pescados y mariscos de fuentes confiables. Evite productos de aguas contaminadas.

Para una mejor nutrición:

- ❖ Remueva toda la piel y grasa visible de las carnes y pollo.
- ❖ Hornee, cocine al vapor o sofría en poca grasa las carnes y el pescado.
- ❖ La porción de carne que provee los nutrientes necesarios para el cuerpo, es correspondiente al tamaño de una baraja o naipe. Muchas personas consumen demasiada carne a la hora de la comida: la carne debe utilizarse como un acompañamiento para sus granos, frutas, y vegetales.

Meat & Seafood

When you work with meat and seafood, remember:

- Keep meat and seafood refrigerated until you need them.
- Thaw frozen meat in the refrigerator or microwave oven instead of the kitchen counter.
- Cook meat thoroughly. Use a meat thermometer to check for doneness.
- Refrigerate leftovers promptly. Foods containing meat or milk should not be at room temperature for more than two hours.
- Buy fish and seafood from reliable sources. Avoid products from contaminated waters.

For best nutrition:

- Remove all skin and visible fat from meat and poultry.
- Broil, bake, or steam meat or fish, or sauté in nonstick cookware using very little fat.
- Know correct portion size: a serving of meat is about the size of the palm of your hand or a deck of cards. Most people eat way too much meat at every meal: think of meat as a side dish to your grains, fruits, and vegetables!

Carnes & Pescados

Meat & Seafood

Albóndigas Poblanas

México

Estas albóndigas se sirven tradicionalmente con tortillas, arroz o pure de papas (papas molidas) y una ensalada verde. Trate de eliminar el arroz o las papas para reducir la cantidad de carbohidratos en esta comida.

Porciones: 4   **Tamaño de una Porción: 3 albóndigas**

Albóndigas

- 1 lb carne molida, baja en grasa (96% bajo en grasa)
- 1/2 taza arroz, cocido
- 1 cebolla, pequeña, picada fina
- 2 dientes de ajo, machacados
- 1 huevo, batido ligeramente
- 1/4 taza migas de pan, seco
- 1/4 cdta de menta, seca o 1 cdta hojas de menta (yerba buena), picadas
- 1 cda cilantro, fresco, picado, hojas solamente
- 1/4 cdta pimienta negra
- 1/2 taza caldo de res, bajo en grasa

Salsa

- 1 1/2 tazas salsa tomate
- 1 1/2 tazas de agua
- 1–2 chiles chipotles, licuados con 2 cdas agua
- 1 cdta de canela en polvo
- 1 cdta de comino
- 1/8 cdta de clavo especie, molido
- 1/4 cdta de pimienta negra

Intercambios

1 Almidón 2 Vegetal 1/2 Grasa
3 Carne con con Muy Bajo
Contenido de Grasa

Calorías 260	
Calorías de la Grasa . .58	
Grasa Total . . . . .6 g	
Grasa Saturada . . . . .3 g	
Colesterol . . . . .110 mg	
Sodio . . . . .815 mg	
Carbohidrato . . . . . . .22 g	
Fibra Dietética . . . . . .3 g	
Azúcares . . . . .8 g	
Proteína . . . . .29 g	

1. Caliente el horno hasta 350°F. En una cacerola grande combine todos los ingredientes para las albóndigas menos el caldo de res y mezcle bien. Forme 12 albóndigas. Coloque las albóndigas en un molde para asar y hornee por 15 minutos.

2. Combine todos los ingredientes para la salsa en una cacerola mediana y deje hervir. Baje a fuego lento y hierva suavemente por 15 minutos

3. Vierta el caldo de res por encima de las albóndigas antes de virarlas. Cocine por unos 10 minutos más. Remueva las albóndigas y escurra en papel toalla.

4. Añada las albóndigas a la salsa de chipotle hirviendo. Cubra y cocine por 15 minutos más.

Meatballs Puebla Style
Mexico

These meatballs are traditionally served with tortillas, rice, mashed potatoes and a green salad. Try eliminating either the rice or the mashed potatoes to reduce the carbohydrate in the meal.

Serves: 4   Serving size: 3 meatballs

Meatballs
    1 lb lean ground beef (96% fat-free)
    1/2 cup cooked rice
    1 small onion, finely chopped
    2 garlic cloves, minced
    1 egg, lightly beaten
    1/4 cup bread crumbs
    1/4 tsp dried mint or 1 tsp chopped fresh mint
    1 Tbsp chopped fresh cilantro, leaves only
    1/4 tsp black pepper
    1/2 cup low-fat beef broth

Sauce
    1 1/2 cups tomato sauce
    1 1/2 cups water
    1–2 chipotle chiles, put through the blender with
        2 Tbsp water
    1 tsp cinnamon
    1 tsp cumin
    1/8 tsp cloves
    1/4 tsp black pepper

1. Heat oven to 350°F. In a large bowl, combine all meatball ingredients except beef broth and mix well. Shape into 12 meatballs. Place meatballs in baking dish and bake for 15 minutes.
2. Combine all sauce ingredients in a medium saucepan and bring to a boil. Lower heat and simmer for 15 minutes.
3. Pour beef broth over meatballs and turn. Bake 10 more minutes. Remove meatballs from oven and drain on paper towels.
4. Add meatballs to simmering chipotle sauce, cover and cook 15 more minutes.

Exchanges
1 Starch   3 Very Lean Meat
2 Vegetable   1/2 Fat

Calories 260
    Calories from Fat 58
Total Fat . . . . .6 g
    Saturated Fat . . . . .3 g
Cholesterol . . . . .110 mg
Sodium . . . . .815 mg
Carbohydrate . . . . . . .22 g
    Dietary Fiber . . . . .3 g
    Sugars . . . . .8 g
Protein . . . . .29 g

Churrascos Criollos

Sur América

Quiere hacer churrascos y va a un mercado latino, pregunte por un biftec bien delgado.

**Porciones: 6   Tamaño de una Porción: 1/6 receta

1 1/2 lb churrascos o carne para biftecs
1 cdta sal, dividida
1/4 cdta pimienta negra
1 1/2 cdas aceite de oliva
4 papas medianas, peladas, en rebanadas
2 cebollas grandes, rebanadas en ruedas
1 pimiento (morrón) verde mediano, en ruedas
1 pimiento (morrón) rojo mediano, en ruedas
3 tomates, estilo pera, en ruedas finas
2 dientes de ajos, rebanados finos
2 cdas perejil o cilantro, picado
1/2 cdta orégano, dividido
1/2 taza caldo de res, bajo en grasa
1/2 taza vino blanco

Intercambios
1 Almidón
2 Carne con Bajo
   Contenido de Grasa
3 Vegetal   1/2 Grasa

Calorías 295
   Calorías de la Grasa . .78
Grasa Total . . . . .9 g
   Grasa Saturada . . . . . .2 g
Colesterol . . . . .64 mg
Sodio . . . . .524 mg
Carbohidrato . . . . . .29 g
   Fibra Dietética . . . . . . .4 g
   Azúcares . . . . .9 g
Proteína . . . . .25 g

1. Condimente la carne con 1/2 cdta de sal y pimienta. En un sartén grande anti-adherente, caliente el aceite a fuego mediano. Coloque una capa de carne en el sartén. Encima de la carne, ponga en capas las papas, cebollas, pimientos, tomate, ajo, perejil o cilantro. Espolvoree con 1/4 cdta cada una de orégano y sal.
2. Ponga otra capa de carne y vuelva a repetir las capas de los otros ingredientes. Espolvoree con el resto del orégano y la sal.
3. Cubra con el caldo y el vino y tape. Cocine hasta que las papas esten cocidas, entre 30–40 minutos. Coloque la carne y vegetales en un plato grande y vierta la salsa por encima.

Creole Beef Steak

South America

Latino cooks make churrascos with thin steak, which you can use instead of cube steak in this recipe.

Serves: 6   Serving size: 1/6 recipe

- 1 1/2 lb cube steak
- 1 tsp salt, divided
- 1/4 tsp black pepper
- 1 1/2 Tbsp olive oil
- 4 medium potatoes, peeled and thinly sliced
- 2 large onions, sliced into rings
- 1 medium green bell pepper, sliced into rings
- 1 medium red bell pepper, sliced into rings
- 3 plum tomatoes, thinly sliced
- 2 garlic cloves, thinly sliced
- 2 Tbsp chopped fresh parsley or cilantro
- 1/2 tsp oregano, divided
- 1/2 cup low-fat beef broth
- 1/2 cup white wine

1. Season meat with 1/2 tsp salt and pepper. Heat oil in a large nonstick skillet over medium-low heat. Place a layer of meat in the skillet. On top of the meat, layer potatoes, onion, peppers, tomato, garlic, and parsley or cilantro. Sprinkle with 1/4 tsp each oregano and salt.
2. Place another layer of meat in the skillet and repeat the layering of the other ingredients. Sprinkle with remaining oregano and salt.
3. Pour the broth and wine in the skillet and cover. Cook until potatoes are tender, between 30–40 minutes. Place meat and vegetables on a serving platter and pour skillet juices over top.

Exchanges

1 Starch	3 Vegetable
2 Lean Meat	1/2 Fat

Calories 295
  Calories from Fat . . . ./8
Total Fat . . . . .9 g
  Saturated Fat . . . . . . .2 g
Cholesterol . . . . .64 mg
Sodium . . . . .524 mg
Carbohydrate . . . . . . .29 g
  Dietary Fiber . . . . . . .4 g
  Sugars . . . . .9 g
Protein . . . . .25 g

Anticuchos con Carnes Variadas

Sur América

Usted podrá satisfacer a todos los gustos si combina tres clases de carnes en un mismo palito.

Porciones: 6   Tamaño de una Porción: 2 anticuchos

- 1/2 lb lomo de res, cortada en 12 pedazos
- 1/2 lb lomo de cerdo, cortada en 12 pedazos
- 1/2 lb pechugas de pollo, deshuesadas y sin piel, picada en 12 pedazos
- 1 pimiento mediano (pimentones o chiles), verde, cortado en 12 pedazos
- 1 pimiento mediano (pimentones o chiles) rojo, cortado en 12 pedazos
- 2 cebollas medianas, cortada en 12 pedazos cada una

1. Coloque 1 pedazo de carne de res, cerdo, y pollo en cada uno de los 12 palitos para asar, alternando las carnes, el pimiento y la cebolla.
2. Asar en el horno o a la parrilla, alrededor de 6 pulgadas de las llamas por 10–15 minutos, virando los palitos frecuentemente.

Intercambios
3 Carne con Bajo
   Contenido de Grasa
1 Vegetal

Calorías 168
   Calorías de la Grasa . . .37
Grasa Total . . . . .4 g
   Grasa Saturada . . . . . .1 g
Colesterol . . . . .66 mg
Sodio . . . . .55 mg
Carbohidrato . . . . .7 g
   Fibra Dietética . . . . . .2 g
   Azúcares . . . . .4 g
Proteína . . . . .25 g

Meat Kabob Medley

South America

You can please everyone if you put three different kinds of meat on the same skewer!

Serves: 6   Serving size: 2 kabobs

- 1/2 lb beef top sirloin, cut into 12 pieces
- 1/2 lb boneless pork loin, cut into 12 pieces
- 1/2 lb boneless, skinless chicken breast, cut into 12 pieces
- 1 medium green bell pepper, cut into 12 chunks
- 1 medium red bell pepper, cut into 12 chunks
- 2 medium onions, cut into 12 chunks each

1. Place 1 piece of beef, pork, and chicken on each of 12 skewers, alternating with chunks of pepper and onion.
2. Grill or broil about 6 inches from the heat source for 10–15 minutes, turning kabobs frequently.

Exchanges
3 Lean Meat
1 Vegetable

Calories 168
   Calories from Fat 37
Total Fat . . . . .4 g
   Saturated Fat . . . . .1 g
Cholesterol . . . . .66 mg
Sodium . . . . .55 mg
Carbohydrate . . . . .7 g
   Dietary Fiber . . . . .2 g
   Sugars . . . . .4 g
Protein . . . . .25 g

Pimentones Rellenos con Carne

Si desea usar el horno convencional, hornee los pimientos a 350°F por 20–25 minutos.

Porciones: 4   Tamaño de una Porción: 1 pimiento

- 1 cda aceite canola
- 2 cdas sofrito (véase la receta en la página 30)
- 1 lb carne de res molida, baja en grasa
- 1/4 taza salsa de tomate
- 4 pimentones dulces, medianos, verde o rojos
- 1/4 taza agua
- 1/2 taza queso rallado (mozzarella, muenster, jack, asadero o cheddar) bajo en grasa

1. Caliente el aceite en una cacerola mediana, a fuego mediano/alto. Añada el sofrito y cocine por 3–4 minutos. Agregue la carne y cocine por 5–6 minutos. Añada la salsa y la pasta de tomate. Reduzca el fuego, tape y cocine por 10 minutos.
2. Mientras tanto, lave los pimientos. Con un cuchillo pequeño, cuidadosamente, corte un círculo pequeño alrededor del área del tallo. Levante el tallo y remueva las semillas. Enjuague los pimientos y remueva cualquier semilla que quedara adentro de los pimientos.
3. Coloque en un molde para micro-ondas de 3 pulgadas de profundidad. Ponga los pimientos uno al lado del otro, talladitos, para que se puedan apoyar uno del otro.
4. Añada el agua y cubra con papel plástico para el horno de micro-ondas. Cocine a fuego alto (high power) por 2–3 minutos o hasta que los pimientos esten un poco blandos. Remueva del horno y escurra los pimientos. ¡Cuidado—están calientes!
5. Con una cuchara de sopa, vaya añadiendo el picadillo. Cubra la apertura con 2 cdas de queso rallado. Coloque los pimientos rellenos en el molde nuevamente. Cubra y hornee por 4–5 minutos.

Intercambios
4 Carne con Bajo
   Contenido de Grasa
2 Vegetal

Calorías	283
Calorías de la Grasa	107
Grasa Total	12 g
Grasa Saturada	4 g
Colesterol	83 mg
Sodio	255 mg
Carbohidrato	12 g
Fibra Dietética	2 g
Azúcares	5 g
Proteína	32 g

Stuffed Peppers

If you want to use the regular oven for this recipe, bake stuffed peppers at 350°F for 20–25 minutes.

Serves: 4   Serving size: 1 pepper

> 1 Tbsp canola oil
> 2 Tbsp sofrito (see recipe, page 31)
> 1 lb lean ground beef
> 1/4 cup tomato sauce
> 1 Tbsp tomato paste
> 4 medium green or red bell peppers
> 1/4 cup water
> 1/2 cup low-fat grated cheese (mozzarella, muenster, jack, asadero, or Cheddar)

1. Heat oil in a medium skillet over medium-high heat. Add sofrito and sauté 3–4 minutes. Add meat and brown 5–6 minutes. Stir in tomato sauce and paste. Reduce heat, cover, and cook for 10 minutes.
2. Meanwhile, wash peppers. With a small knife, carefully cut a small circle around the stem area. Lift the stem and remove the seeds. Rinse peppers to remove any remaining seeds.
3. Place peppers in a 3-inch-deep microwave-safe dish next to each other so they support each other standing.
4. Add water and cover with microwave-proof plastic wrap. Cook at high power for 2–3 minutes or until the peppers are slightly soft. Remove from the microwave and drain. Careful—the peppers are hot!
5. With a soup spoon, fill peppers with meat filling. Cover the opening of each pepper with 2 Tbsp grated cheese. Place stuffed peppers back in pan. Cover and microwave 4–5 minutes.

Exchanges
4 Lean Meat
2 Vegetable

Calories	283
Calories from Fat	107
Total Fat	12 g
Saturated Fat	4 g
Cholesterol	83 mg
Sodium	255 mg
Carbohydrate	12 g
Dietary Fiber	2 g
Sugars	5 g
Protein	32 g

Lomo de Cerdo al Horno

En muchos países latinoamericanos es tradicional preparar un lechón asado o un pernil de cerdo al horno. Siempre adobe la carne el día anterior y refrigere. Saque la carne del refrigerador 30 minutos antes de usarla. A muchos cocineros les gusta usar bolsas para hornear ya que la carne resulta tierna y la limpieza resulta más fácil.

Porciones: 8   Tamaño de una Porción: 4 oz de cerdo

- 1 1/2 cdta aceite de oliva
- 1 1/2 cdta vinagre
- 6 dientes de ajo, machacados
- 1 cdta orégano
- 1/2 cdta sal
- 1/4 cdta pimienta negra
- 2 lb de lomo de cerdo, deshuesado

1. Mezcle todos los ingredientes en una bolsa plástica con cierre, añada la carne, y refrigere de un día para otro.
2. Remueva el pernil de la nevera 30 minutos antes de hornear. Caliente el horno hasta 350°F. Coloque la carne en la bolsa de hornear y siga las instrucciones del manufacturero para hornear. Si prefiere no usar bolsa de hornear, entonces, coloque la carne en un molde para hornear y cubra con papel de aluminio y hornee por 1 hora.
3. Remueva la carne del horno y espere 15 minutos antes de cortar.

Intercambios
3 Carne con Bajo
   Contenido de Grasa

Calorías 146
   Calorías de la Grasa . .44
Grasa Total . . . . .5 g
   Grasa Saturada . . . . . .2 g
Colesterol . . . . .65 mg
Sodio . . . . .193 mg
Carbohidrato . . . . .1 g
   Fibra Dietética . . . . . . .0 g
   Azúcares . . . . .1 g
Proteína . . . . .24 g

Baked Pork Loin

In many Latin American countries, it's traditional to prepare a roasted pig or baked pork loin. Always season the meat the day before and refrigerate it overnight. Take the meat out of the refrigerator about 30 minutes before you put it in the oven. Some cooks like to use a baking bag because the meat stays tender and juicy and cleanup is a breeze!

Serves: 8   Serving size: 4 oz pork

1 1/2 tsp olive oil
1 1/2 tsp vinegar
     6 garlic cloves, minced
     1 tsp oregano
1/2 tsp salt
1/4 tsp black pepper
     2 lb boneless pork loin

1. Combine seasonings in a zippered plastic bag, add pork, and refrigerate overnight.
2. Remove pork from refrigerator 30 minutes before baking. Heat oven to 350°F. Place pork in baking bag and follow package instructions for baking, or place in baking pan, cover with foil, and bake for 1 hour.
3. Remove meat from oven and allow to rest 15 minutes before slicing.

Exchanges
3 Lean Meat

Calories 146
      Calories from Fat 44
Total Fat . . . . .5 g
      Saturated Fat . . . . . . .2 g
Cholesterol . . . . .65 mg
Sodium . . . . .193 mg
Carbohydrate . . . . .1 g
      Dietary Fiber . . . . .0 g
      Sugars . . . . .1 g
Protein . . . . .24 g

Chuletas en Salsa de Tomate

Puerto Rico

Esta es la especialidad de mi hermana Claribel. Ella aprendió de nuestra madre, como sazonar la carne. Con el tiempo, perfeccionó su técnica. Sirva con arroz blanco o guineos verdes cocidos.

Porciones: 6   Tamaño de una Porción: 1 chuleta

Mojo

1/2	cebolla mediana
5–6	dientes de ajo, grandes, machacados
1/4	taza aceite de oliva
1/4	taza vinagre
1/4	cdta orégano
1/4	cdta sal
1/3	taza salsa de tomate

Chuletas

6	chuletas de cerdo de 4-oz , deshuesadas
4	cdtas aceite canola, dividida
2	cdtas sofrito (véase la receta en la página 30)
1	taza salsa de tomate
3	hojas de laurel

Intercambios

3 Carne con Bajo
   Contenido de Grasa

Calorías 191
   Calorías de la Grasa . .77
Grasa Total . . . . .9 g
   Grasa Saturada . . . . . .2 g
Colesterol . . . . .65 mg
Sodio . . . . .339 mg
Carbohidrato . . . . .4 g
   Fibra Dietética . . . . . . .1 g
   Azúcares . . . . .3 g
Proteína . . . . .24 g

1. Mezcle todos lo ingredientes para el adobo en una bolsa plástica con cierre. Ponga las chuletas en el adobo, y refrigere por lo menos 1 hora.
2. Remueva las chuletas y escurra en papel toalla absorbente. Caliente 2 cdtas de aceite en un sartén mediano a fuego mediano. Dore las chuletas por 2–3 minutos en cada lado.
3. Remueva las chuletas del sartén y ponga a un lado. Agregue 2 cdtas de aceite y sofría el sofrito por 2–3 minutos. Añada la salsa de tomate y las hojas de laurel. Añada las chuletas y deje hervir. Tape, baje a fuego lento, y deje hervir suavemente por 10–15 minutos o hasta que las chuletas esten cocidas.

Pork Chops in Tomato Sauce

Puerto Rico

This is my sister Claribel's specialty. She learned how to season the meat from our mother, and in time perfected the technique. Try serving these pork chops with white rice and boiled green bananas.

Serves: 6   Serving size: 1 pork chop

Marinade

- 1/2 medium onion, peeled and chopped
- 5–6 large garlic cloves, minced
- 1/4 cup olive oil
- 1/4 cup vinegar
- 1/4 tsp oregano
- 1/4 tsp salt
- 1/3 cup tomato sauce

Chops

- 6 4-oz boneless pork chops
- 4 tsp canola oil, divided
- 2 tsp sofrito (see recipe, page 31)
- 1 cup tomato sauce
- 3 bay leaves

1. Combine marinade ingredients in a zippered plastic bag. Add pork chops and marinate in the refrigerator for at least 1 hour.

2. Remove chops from marinade and pat meat dry with paper towels. Heat 2 tsp oil in medium skillet over medium-high heat. Brown chops for 2–3 minutes on each side.

3. Remove chops from skillet and set aside. Add 2 tsp oil and sauté sofrito 2–3 minutes. Stir in tomato sauce and bay leaves. Add chops and bring mixture to a boil. Cover, reduce heat, and simmer for 10–15 minutes or until chops are done.

Exchanges
3 Lean Meat

Calories 191
  Calories from Fat 77
Total Fat . . . . .9 g
  Saturated Fat . . . . .2 g
Cholesterol . . . . .65 mg
Sodium . . . . .339 mg
Carbohydrate . . . . .4 g
  Dietary Fiber . . . . .1 g
  Sugars . . . . .3 g
Protein . . . . .24 g

Pechugas con Chipotle

México

Los chiles chipotles le dan a esta receta su sabor distinctivo, pero usted puede usar cualquier otro chile si desea.

Porciones: 4   Tamaño de una Porción: 1/2 de una pechuga entera

1	cda mostaza preparada
1/4	cdta sal
1/4	cdta pimienta negra
4	pechugas de pollo de 4 oz cada una, deshuesadas, sin piel
1	cda de aceite oliva, dividida
1	taza champiñones (hongos, zetas), rebanadas
1/2	taza crema, half-and-half
3/4	taza caldo de pollo, bajo en grasa y sodio
2–3	chiles chipotles o a gusto, sin semillas y picados finos
2	dientes de ajo, en rebanadas

1. Mezcle la mostaza, sal y pimienta y vierta sobre las pechugas de pollo. Refrigere el pollo por lo menos 1 hora.
2. Caliente 1/2 cda de aceite en un sartén grande a fuego mediano alto y sofría los champiñones por 4–5 minutos, revolviendo constantemente. Remueva los champiñones del sartén y conserve calientes. Caliente la 1/2 cda de aceite restante, añada el pollo, y dore por 15–20 minutos, virando una vez.
3. Mientras tanto, combine la crema y el caldo en una cacerola pequeña, a fuego mediano bajo. Añada los chiles y el ajo y deje hervir suavemente. Cocine, revolviendo constantemente, por unos 10 minutos o hasta que la mezcla espese un poco. Heche la mezcla en una licuadora y licúe hasta que este cremosa.
4. En un plato grande de servir se colocan las pechugas doradas, se bañan con la salsa, se cubren con los champiñones, y se sirven.

Intercambios
4 Carne con Muy Bajo
    Contenido de Grasa
1 1/2 Grasa

Calorías 215
    Calorías de la Grasa . .87
Grasa Total . . . . .10 g
    Grasa Saturada . . . . . .4 g
Colesterol . . . . .79 mg
Sodio . . . . .356 mg
Carbohidrato . . . . .3 g
    Fibra Dietética . . . . . . .0 g
    Azúcares . . . . .3 g
Proteína . . . . .27 g

Chicken Breast with Chipotles

Mexico

Chipotle chiles give this recipe its distinctive flavor, but you can use another kind of chile if you wish.

Serves: 4   Serving size: 1 breast half

>1 Tbsp prepared mustard
>1/4 tsp salt
>1/4 tsp black pepper
>4 4-oz boneless, skinless chicken breast halves
>1 Tbsp olive oil, divided
>1 cup sliced mushrooms
>1/2 cup half-and-half
>3/4 cup low-fat, low-sodium chicken broth
>2–3 chopped, seeded chipotle chiles or to taste
>2 garlic cloves, minced

1. Mix mustard, salt, and pepper and spread over chicken breasts. Refrigerate chicken for at least 1 hour.
2. Heat 1/2 Tbsp oil in a large skillet over medium-high heat and sauté mushrooms for 4–5 minutes, stirring constantly. Remove mushrooms from skillet and keep warm. Heat remaining 1/2 Tbsp oil, add chicken, and brown for 15–20 minutes, turning once.
3. Meanwhile, combine half-and-half and broth in small saucepan over medium-low heat. Add chiles and garlic and bring to a simmer. Cook for 10 minutes or until mixture thickens slightly, stirring constantly. Place mixture in blender and blend until smooth.
4. Place chicken on a serving platter, pour sauce over chicken, top with mushrooms, and serve.

Exchanges
4 Very Lean Meat
1 1/2 Fat

Calories 215
   Calories from Fat 87
Total Fat . . . . .10 g
   Saturated Fat . . . . .4 g
Cholesterol . . . . .79 mg
Sodium . . . . .356 mg
Carbohydrate . . . . . . .3 g
   Dietary Fiber . . . . .0 g
   Sugars . . . . .3 g
Protein . . . . .27 g

Pescado Estilo Veracruz

México

En esta receta puede usar *alcapanado* el cual es una mezcla de alcaparras y aceitunas verdes rellenas con pimiento y lo puede comprar en los mercados latinos.

Porciones: 8   Tamaño de una Porción: 4 oz pescado

- 1 cda aceite de oliva
- 1/2 cebolla mediana, picada fina
- 2 dientes de ajo, machacados
- 4 tomates, pelados, sin semillas, picados en cuadritos pequeños
- 1/4 cdta canela
- 1/4 cdta clavos de especie, en polvo
- 1 jalapeño, cortado en tiras, sin semillas y con la venita blanca removida o 1/4 taza jalapeño enlatado
- 1 cda alcaparras
- 6 aceitunas verdes rellenas, rebanadas en ruedas
- 2 lb filete de huachinango u otro pescado de carne blanca, cortado en 8 pedazos

1. Caliente el horno a 350°F. En un sartén mediano caliente el aceite a fuego mediano y sofría el ajo y la cebolla unos 3–4 minutos. No deje que el ajo se dore.
2. Agregue los tomates, canela y el polvo de clavos de especie. Cocine a fuego lento por 3 minutos. Añada el jalapeño, alcaparras y aceitunas y siga cocinando por otros 2 minutos.
3. Coloque el pescado en un molde de hornear 13 x 9 x 2–pulgadas que haya sido rociado con aceite de cocinar anti-adherente y cubra con la salsa. Hornée por unos 25–30 minutos o hasta que el pescado este cocido.

Intercambios

3 Carne con Muy Bajo
  Contenido de Grasa
1 Vegetal   1/2 Grasa

Calorías 151
  Calorías de la Grasa . .34
Grasa Total . . . . .4 g
  Grasa Saturada . . . . . .0 g
Colesterol . . . . .40 mg
Sodio . . . . .173 mg
Carbohidrato . . . . .5 g
  Fibra Dietética . . . . . . .1 g
  Azúcares . . . . .3 g
Proteína . . . . .24 g

Red Snapper Veracruz
Mexico

You can buy a mixture of capers and green olives stuffed with pimiento to use in this recipe. It's called *alcapanado* and is available in Latin markets.

Serves: 8   Serving size: 4 oz fish

- 1 Tbsp olive oil
- 1/2 medium onion, finely chopped
- 2 garlic cloves, crushed
- 4 medium tomatoes, peeled, seeded, and finely chopped
- 1/4 tsp cinnamon
- 1/4 tsp ground cloves
- 1 jalapeño pepper, seeds and white vein removed, cut into strips, or 1/4 cup canned jalapeño pepper
- 1 Tbsp capers
- 6 stuffed green olives, sliced
- 2 lb red snapper filets (or use any other white fish), cut into 8 4-oz pieces

1. Heat oven to 350°F. Heat oil in a medium skillet over medium high heat and sauté onion and garlic for about 3–4 minutes. Do not allow the garlic to brown.
2. Add tomatoes, cinnamon, and cloves. Cook on low heat for 3 minutes. Add the jalapeño, capers, and olives and continue cooking for another 2 minutes.
3. Place fish in a 13 x 9 x 2-inch baking dish that has been coated with nonstick cooking spray and cover with the sauce. Bake for 25–30 minutes or until fish flakes easily with a fork.

Exchanges
3 Very Lean Meat   1/2 Fat
1 Vegetable

Calories 151
   Calories from Fat 34
Total Fat . . . . .4 g
   Saturated Fat . . . . .0 g
Cholesterol . . . . .40 mg
Sodium . . . . .173 mg
Carbohydrate . . . . . . .5 g
   Dietary Fiber . . . . .1 g
   Sugars . . . . .3 g
Protein . . . . .24 g

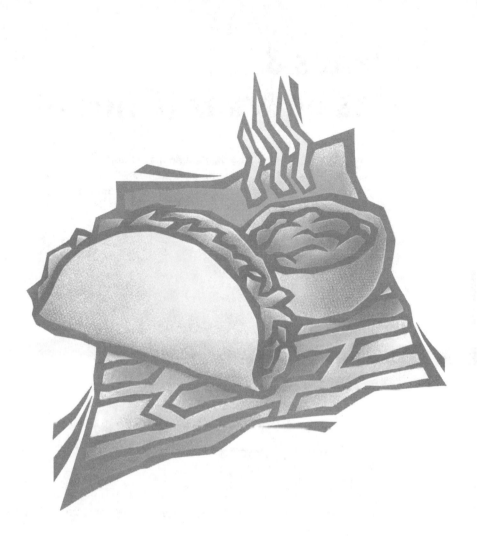

Rellenos
& Platos de Maíz
(Choclo)/
Fillings & Corn Dishes

Rellenos & Platos de Maíz (Choclo)

Los platos principales Latinos a base de masa de maíz o hojas de maíz, tales como los tamales, toman mucho tiempo para preparar. Yo he incluido versiones rápidas de algunas de nuestras recetas favoritas, platos como las Arepas en la página 114 y el Pastel de Choclo Chileno en la página 108.

Fillings
& Corn Dishes

Classic Latino main dishes using corn dough or husks, such as tamales, are often time-consuming to prepare. I've included some easy versions of familiar favorites, like the Arepas on page 115 and the Chilean Corn Pie on page 110.

Rellenos & Platos de Maíz (Choclo)

Fillings & Corn Dishes

Picadillo de Pollo

Este es un delicioso relleno para tacos o enchiladas.

Porciones: 5   Tamaño de una Porción: 1/2 taza

    1 lb pechuga de pollo, deshuesada, picada en cuadritos de 1/2 pulgada
  1/4 cdta comino
  1/4 cdta hojuelas de chile, o a su gusto
  1/2 cdta orégano
  1/2 cdta pimentón dulce (paprika)
  1/2 cdta sal
  1/4 cdta pimienta, o a su gusto
       Pizca de clavos de olor, en polvo
       Pizca de canela
    2 cdtas aceite de oliva
  1/4 taza cebolla, picada fina
  2–3 dientes de ajos, picados
    1 jalapeño picado o 1/4 taza pimenton dulce rojo o verde, picado

1. Ponga el pollo en una escudilla o bolsa plástica con cierre. Combine todas los condimentos en otro recipiente y mezcle bien. Espolvoree sobre el pollo hasta cubrirlo bien. Deje reposar en la nevera (refrigerador) por lo menos 1 hora o por la noche.
2. Caliente el aceite en un sartén anti-adherente. Sofría el pollo, la cebolla, el ajo y el pimenton por 6–8 minutos o hasta que la carne este dorada.

Intercambios
3 Carne con Muy Bajo
   Contenido de Grasa
1/2 Grasa

Calorías 132
   Calorías de la Grasa . .36
Grasa Total . . . . .4 g
   Grasa Saturada . . . . . .2 g
Colesterol . . . . .55 mg
Sodio . . . . .282 mg
Carbohidrato . . . . .2 g
   Fibra Dietética . . . . . . .1 g
   Azúcares . . . . .1 g
Proteína . . . . .21 g

Chicken Filling

This is a delicious filling for tacos or enchiladas.

Serves: 5   Serving size: 1/2 cup

  1 lb boneless, skinless chicken breast, cut into 1/2-inch cubes
1/4 tsp cumin
1/4 tsp chile flakes or to taste
1/2 tsp oregano
1/2 tsp paprika
1/2 tsp salt
1/4 tsp black pepper or to taste
    Pinch ground cloves
    Pinch cinnamon
  2 tsp olive oil
1/4 cup finely chopped onion
2–3 garlic cloves, minced
  1 chopped jalapeño pepper or 1/4 cup chopped green or red bell pepper

1. Place chicken pieces in a bowl or zippered plastic bag. Combine all seasonings in separate bowl and mix well. Sprinkle seasonings over chicken and stir to coat thoroughly. Refrigerate at least 1 hour or overnight.
2. Heat oil in a nonstick skillet. Sauté meat, onion, garlic, and pepper for 6–8 minutes or until meat is golden brown.

Exchanges
3 Very Lean Meat
1/2 Fat

Calories 132
    Calories from Fat 36
Total Fat . . . . .4 g
    Saturated Fat . . . . . . .2 g
Cholesterol . . . . .55 mg
Sodium . . . . .282 mg
Carbohydrate . . . . . . .2 g
    Dietary Fiber . . . . .1 g
    Sugars . . . . .1 g
Protein . . . . .21 g

Picadillo de Carne de Res

Esta receta es la que más le gusta a mi familia.

Porciones: 6   Tamaño de una Porción: 1/2 taza

2	cdtas aceite canola o de oliva
1/2	cebolla mediana, pelada y picada fina
2	dientes de ajos, machacados
1/2	taza pimenton dulce, picado fino, o use el chile de su preferencia
1	lb carne de res molida, baja en grasa
2	cdas cilantro, picado
1/2	cdta orégano
1/2	cdta comino
1/4–1/2	cdta chile en polvo
1	cda pasta de tomate
1 1/2	tazas tomates frescos, picados en trozos pequeños
1/2	cdta sal

1. En un sartén anti-adherente, a fuego mediano, caliente el aceite. Sofría la cebolla y el ajo por 2–3 minutos. Agregue el chile dulce y sofría por 2 minutos.
2. Añada la carne y sofría por 4–5 minutos. Agregue el resto de los ingredientes, revuelva bien, y cocine por 5 minutos.
3. Baje el fuego y cocine hasta que la mayor parte del líquido se evapore, unos 15 minutos, revolviendo con frecuencia. Use para tacos o tostadas.

Intercambios
2 Carne con Bajo
    Contenido de Grasa
1 Vegetal

Calorías 146
    Calorías de la Grasa . .53
Grasa Total . . . . .6 g
    Grasa Saturada . . . . . .2 g
Colesterol . . . . .51 mg
Sodio . . . . .239 mg
Carbohidrato . . . . .5 g
    Fibra Dietética . . . . . . .1 g
    Azúcares . . . . .2 g
Proteína . . . . .18 g

Beef Filling

This recipe is one of my family favorites.

Serves: 6   Serving size: 1/2 cup

    2 tsp canola or olive oil
    1/2 medium onion, peeled and finely chopped
    2 garlic cloves, minced
    1/2 cup finely chopped bell pepper, or use your favorite chile
    1 lb lean ground beef
    2 Tbsp chopped cilantro
    1/2 tsp oregano
    1/2 tsp cumin
    1/4–1/2 tsp chile powder
    1 Tbsp tomato paste
    1 1/2 cups fresh medium tomatoes, finely chopped
    1/2 tsp salt

1. Heat oil in a nonstick skillet over medium heat. Sauté onion and garlic for 2–3 minutes. Add peppers and sauté 2 minutes.
2. Add meat and sauté 4–5 minutes. Add remaining ingredients, stir, and cook 5 minutes.
3. Lower heat and cook until most of the liquid has evaporated, about 15 minutes, stirring frequently. Use for tacos or tostadas.

Exchanges
2 Lean Meat
1 Vegetable

Calories 146
    Calories from Fat 53
Total Fat . . . . .6 g
    Saturated Fat . . . . .2 g
Cholesterol . . . . .51 mg
Sodium . . . . .239 mg
Carbohydrate . . . . .5 g
    Dietary Fiber . . . . .1 g
    Sugars . . . . .2 g
Protein . . . . .18 g

Carnitas

México

Tradicionalmente se hierve la carne primero y luego se hornea, pero aún sigue siendo deliciosa cuando no se hornea la carne.

Porciones: 8   Tamaño de una Porción: 1/2 taza

2	lb de lomo de cerdo, deshuesado
1/2	cdta comino
1/2	cdta coriando
1/2	cdta orégano
2	dientes de ajo, enteros
3–4	granos de pimienta negra, entera
1	cebolla mediana, pelada y cortada en trozos grandes
1	zanahoria mediana, cortada en trozos grandes

1. Eche todos los ingredientes en una cacerola grande y agregue agua hasta cubrir. Cocine hasta hervir, tape, baje a fuego mediano, y hierva suavemente por 1–1 1/2 horas.
2. Desmenuze o corte la carne en tiritas. Use para tacos o enchiladas.
3. La carne se puede colocar en envases y guardar en el congelador en porciones individuales que luego puede calentar en el horno de micro-ondas.

Intercambios
3 Carne con Muy Bajo
   Contenido de Grasa
1/2 Grasa

Calorías 136
   Calorías de la Grasa . .37
Grasa Total . . . . .4 g
   Grasa Saturada . . . . . .1 g
Colesterol . . . . .65 mg
Sodio . . . . .47 mg
Carbohidrato . . . . .0 g
   Fibra Dietética . . . . . . .0 g
   Azúcares . . . . .0 g
Proteína . . . . .24 g

Carnitas

Mexico

Traditionally this meat is boiled, then baked, but it's almost as delicious if you skip the baking step.

Serves: 8   Serving size: 1/2 cup

>   2 lb boneless pork loin
>   1/2 tsp cumin
>   1/2 tsp coriander
>   1/2 tsp oregano
>   2 whole garlic cloves
>   3–4 whole peppercorns
>   1 medium onion, peeled and cut into chunks
>   1 medium carrot, cut into chunks

1. Place all ingredients in a large stockpot and add water to cover. Bring to a boil, then cover, reduce heat, and simmer for 1–1 1/2 hours.
2. Shred or cut the meat in small pieces and use for tacos or enchiladas. You can freeze this filling in individual serving sizes and pop in the microwave to heat.

Exchanges
3 Very Lean Meat
1/2 Fat

Calories 136
    Calories from Fat 37
Total Fat . . . . .4 g
    Saturated Fat . . . . .1 g
Cholesterol . . . . .65 mg
Sodium . . . . .47 mg
Carbohydrate . . . . .0 g
    Dietary Fiber . . . . .0 g
    Sugars . . . . .0 g
Protein . . . . .24 g

Pastel de Choclo Chileno

Chile

Usted puede preparar este plato tradicional de Chile usando pollo o carne de res y controlando lo picante a su gusto.

Porciones: 6   Tamaño de una Porción: 1 rebanada

Pino (relleno, picadillo)

1	cda aceite canola
3	cebollas medianas, picadas fina
2–3	dientes de ajo, machacados
1/8–1/4	cdta Pasta de Habanero (véase la receta en la página 40)
1/2	cdta sal
1/2	cdta paprika
1/2	cdta comino
	Pimienta negra, molida, a gusto
2	cdas pasas (opcional)
1	lb de carne de res molida, baja en grasa o pollo, deshuesado sin piel
1/4	taza caldo de res o pollo, casero o enlatado, bajo en grasa y sodio

Mezcla de Choclo

6	choclos (maíz) frescos o 3 tazas maíz congelado, a temperatura de ambiente
1/8	cdta de albahaca (opcional)
2	cdas aceite de oliva
1/4	cdta sal
1	cda harina de maíz (opcional)
1	cda leche, baja en grasa (opcional)
2	huevos duros, cortados en rebanadas finas
1	cda azúcar (opcional)

Pino (relleno, picadillo)

1. Caliente el aceite en un sartén mediano a fuego mediano. Sofría la cebolla y el ajo por 2 minutos. Agregue el resto de los condimentos y las pasas. Añada la carne y cocine por 4–5 minutos.
2. Remueva cualquier grasa que suelte la carne y añada el caldo. Tape, baje el fuego, y cocine por 10–15 minutos. Puede cocinar el pino el día anterior y refrigerar.

Mezcla de Choclo

1. Desgrane y raye el choclo (maíz). Agregue la albahaca, si la va a usar.
2. En una cacerola mediana, caliente a fuego lento el aceite. Agregue el choclo y la sal. Cocine hasta que hierva y espese unos 10–15 minutos.
3. Si la masa está muy líquida, puede añadirle harina de maíz. Si la masa está muy espesa, puede añadirle la leche.

Pastel de Choclo

1. Caliente el horno hasta 375°F. Rocíe un molde para hornear pan con aceite vegetal en aerosol. Coloque una capa de mezcla de choclo en el fondo del molde, luego cubra con una capa de pino, y ponga otra capa de mezcla de choclo por encima. Cubra con rebanadas de huevo y espolvoree con azúcar, si la va a usar.
2. Hornee hasta que se derrita el azúcar y forme una capa dorada sobre el pastel, 30–45 minutos. Si no usa el azúcar, hornee hasta que esté dorado el pastel, como por 1 hora.

Intercambios
1 1/2 Almidón   1 Vegetal
1 1/2 Grasa
2 Carne con Moderado
    Contenido de Grasa

Calorías 356
    Calorías de la Grasa .174
Grasa Total . . . . .19 g
    Grasa Saturada . . . . . .6 g
Colesterol . . . . .119 mg
Sodio . . . . .380 mg
Carbohidrato . . . . . . .30 g
    Fibra Dietética . . . . . . .4 g
    Azúcares . . . . .7 g
Proteína . . . . .19 g

Chilean Corn Pie
Chile

You can make this traditional Chilean favorite with chicken or beef, as mild or spicy as you like!

Serves: 6   Serving size: 1 slice

Meat Filling

        1 Tbsp canola oil
        3 medium onions, peeled and finely chopped
     2–3 garlic cloves, minced
1/8–1/4 tsp Habanero Paste (see recipe, page 41)
     1/2 tsp salt
     1/2 tsp paprika
     1/2 tsp cumin
         Ground black pepper, to taste
        2 Tbsp raisins (optional)
        1 lb lean ground beef or boneless, skinless chicken breast
     1/4 cup low-fat, low-sodium beef or chicken broth, homemade or canned

Corn Dough

        6 cobs fresh corn or 3 cups frozen corn, thawed
     1/8 tsp basil (optional)
        2 Tbsp olive oil
     1/4 tsp salt
        1 Tbsp masa harina de maiz (optional)
        1 Tbsp fat-free milk (optional)
        2 hard-boiled eggs, sliced into 6ths
        1 Tbsp sugar (optional)

Meat Filling

1. Heat oil in a medium skillet over medium heat. Sauté onion and garlic for 2 minutes. Stir in seasonings and raisins. Add meat and cook for 4–5 minutes.
2. Drain fat, then add broth. Cover, reduce heat, and simmer 10–15 minutes. You can cook this filling in advance and refrigerate it.

Corn Dough

1. Cut corn kernels from cobs and finely chop the kernels. Grate cobs to capture remaining kernels, then add basil, if using.
2. Heat oil in medium skillet over low heat. Add corn and salt and cook until corn bubbles and thickens, about 10–15 minutes.
3. If corn dough is too liquid, add masa harina. If corn dough is too thick, add milk.

Corn Pie

1. Heat oven to 375°F. Spray a loaf pan with nonstick cooking spray. Spread half the corn dough in the bottom of the pan, then spread the filling on top, then cover with remaining corn dough. Top with egg slices and sprinkle with sugar, if using.
2. Bake until sugar melts and forms a golden crust on the pie, 30–45 minutes. If you are not using sugar, bake until pie is golden brown, about 1 hour.

Exchanges
1 1/2 Starch
2 Medium-Fat Meat
1 Vegetable   1 1/2 Fat

Calories 356
    Calories from Fat . . .174
Total Fat . . . . .19 g
    Saturated Fat . . . . .6 g
Cholesterol . . . . .119 mg
Sodium . . . . .380 mg
Carbohydrate . . . . . . .30 g
    Dietary Fiber . . . . .4 g
    Sugars . . . . .7 g
Protein . . . . .19 g

Torta de Elote
México

El esposo de doña Carmen nos sorprendió con ésta receta. Don Enrique sabe que a mí me gusta mucho el pan de maíz que hacen en Puerto Rico, así que decidió enseñarme su versión. Puede consumirlo caliente o frío con sopas, ensaladas o con café.

Porciones: 8   Tamaño de una Porción: 1 rebanada

- **3** elotes (mazorcas de maíz) frescos o 1 paquete de 10 oz maíz congelado, temperatura ambiente
- 1 taza harina de maíz
- 1 cda polvo de hornear
- 1/2 cdta sal
- 1/4 taza azúcar
- 1 cda pasa (opcional)
- 1 huevo
- 3 cdas margarina, derretida

1. Caliente el horno hasta 350°F. Remueva el maíz (elote) de la mazorca y muela con un molino para carne o con el procesador de alimentos. Debe formar una masa semi-sólida.
2. En una escudilla mediana, combine la harina de maíz, polvo de hornear, sal, azúcar y pasas, si las va a usar. Mezcle bien los ingredientes.
3. En una escudilla grande, mezcle la masa de maíz, el huevo y la margarina. Agregue los ingredientes secos y mezcle hasta que todos los ingredientes estén humedecidos. Si la mezcla está muy espesa, añada 1–2 cdas de leche descremada.
4. Vierta en un molde de hornear circular de 8 1/2 x 2-pulgadas, que ha sido cubierto con una capa de aceite vegetal en aerosol. Hornee por 30–35 minutos, o hasta que un cuchillo insertado en el centro de la torta salga limpio.

Intercambios
2 Almidón
1/2 Grasa

Calorías 164
  Calorías de la Grasa . . .53
Grasa Total . . . . .6 g
  Grasa Saturada . . . . . .1 g
Colesterol . . . . .27 mg
Sodio . . . . .345 mg
Carbohidrato . . . . . . .27 g
  Fibra Dietética . . . . . . .2 g
  Azúcares . . . . .7 g
Proteína . . . . .3 g

Corn Bread
Mexico

Carmen's husband surprised us with this recipe. He knows how much I like corn bread and shared his delicious version. You can eat this bread warm or cold with soups, salads, or coffee.

Serves: 8   Serving size: 1 slice

    3 cobs fresh corn or 1 10-oz pkg frozen corn, thawed
    1 cup masa harina de maiz
    1 Tbsp baking powder
 1/2 tsp salt
 1/4 cup sugar
    1 Tbsp raisins (optional)
    1 egg
    3 Tbsp margarine, melted

1. Heat oven to 350°F. Remove kernels from cob and grind corn kernels using a meat grinder or a food processor. It should form a stiff dough.
2. In a medium bowl, combine corn flour, baking powder, salt, sugar, and raisins, if using. Mix well.
3. In a large bowl, mix corn dough, egg, and margarine. Add dry ingredients and stir until all ingredients are moistened. If the dough is too stiff, add 1–2 Tbsp fat-free milk.
4. Spray a round 8-1/2 x 2-inch baking dish with nonstick cooking spray and pour dough into pan. Bake for 30–35 minutes or until a knife inserted in the center comes out clean.

Exchanges
2 Starch
1/2 Fat

Calories 164
    Calories from Fat 53
Total Fat . . . . .6 g
    Saturated Fat . . . . .1 g
Cholesterol . . . . .27 mg
Sodium . . . . .345 mg
Carbohydrate . . . . . .27 g
    Dietary Fiber . . . . .2 g
    Sugars . . . . .7 g
Protein . . . . .3 g

Arepas

Islas del Caribe

Esta es la versión de Puerto Rico. También puede hacer las arepas con harina de masa de maíz.

Porciones: 4   Tamaño de una Porción: 3 arepas

- **3** tazas agua
- **1** cdta de sal
- **1** taza harina de maíz blanca o amarilla
- **1** taza queso blanco rallado, bajo en grasa (estilo mozzarella)
- **2** cdas aceite canola

1. Hierva el agua con la sal. Añada la harina de maíz. Mueva constantemente hasta que la masa se despegue de los lados de la cacerola (olla).
2. Retire del fuego y agregue el queso. Deje enfriar. Forme en 12 bolas y aplaste cada bola. Fríal la mitad en 1 cda de aceite caliente, en un sartén anti-adherente, hasta que se doren. Fría el resto de las arepas con el aceite restante. Fría las arepas 4–5 minutos en cada lado.

Intercambios

2 Almidón   1 Grasa
1 Carne con Moderado
   Contenido de Grasa

Calorías 262
   Calorías de la Grasa .109
Grasa Total . . . . .12 g
   Grasa Saturada . . . . . .3 g
Colesterol . . . . .16 mg
Sodio . . . . .714 mg
Carbohidrato . . . . . . .28 g
   Fibra Dietética . . . . . . .3 g
   Azúcares . . . . .0 g
Proteína . . . . .10 g

Arepas

Caribbean

This recipe is the cornmeal version from Puerto Rico. You can also make arepas with masa harina.

Serves: 4   Serving size: 3 arepas

3 cups water
1 tsp salt
1 cup yellow or white cornmeal
1 cup grated part-skim white cheese (such as mozzarella)
2 Tbsp canola oil

1. Bring water and salt to a boil, then add cornmeal. Cook, stirring constantly, until dough separates from the sides of the pot.
2. Remove from heat and add cheese. Allow to cool. Shape into 12 balls and flatten each ball. Fry half the arepas in a nonstick frying pan with 1 Tbsp hot oil until golden brown. Then fry second half in remaining oil. Cook arepas 4–5 minutes on each side.

Exchanges
2 Starch   1 Fat
1 Medium-Fat Meat

Calories 262
   Calories from Fat . . .109
Total Fat . . . . .12 g
   Saturated Fat . . . . .3 g
Cholesterol . . . . .16 mg
Sodium . . . . .714 mg
Carbohydrate . . . . . . .28 g
   Dietary Fiber . . . . .3 g
   Sugars . . . . .0 g
Protein . . . . .10 g

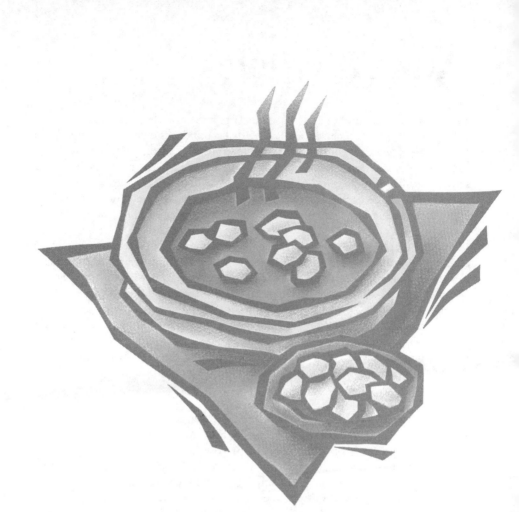

Arroz & Frijoles/
Rice & Beans

Arroz & Frijoles

En los países Latinos, donde el arroz es parte integral de la dieta, muchas veces se oye decir que si no hay arroz a la hora de la comida, es como no haber comido. Variaciones de mezclas con arroz llegaron de varios países, como el arroz con bacalao (bacalhau) desde Portugal, el arroz con bacalao y papas desde Indonesia y el arroz amarillo, asociado con dioses y realeza, desde partes de Asia. Estas mezclas fueron adquiriendo el sabor Latino según se les añadieron ingredientes locales, como chiles, tomates y achiote.

El arroz es una fuente económica de energía para el cuerpo por su contenido de carbohidratos. Como otros cereales, la proteína no es de alta calidad. Al combinar el arroz con otros alimentos como los frijoles, la calidad de la proteína mejora, complementando así su valor nutritivo, en especial en areas donde la carne, el pescado, y los huevos son caros o difícil de encontrar. Los frijoles son conocidos latinoamérica por una multitud de nombres como habichuelas, porotos, etc., tienen una historia diferente a la del arroz. Su cultivo con el maíz, el cual se usa para darle apoyo a las plantas de frijoles, comenzó milenios atrás; semillas encontradas en los Andes, datan de unos 8,000 años. Las habichuelas blancas, pintas, negras, rojas y las habas son nativas de las Américas.

¡No abandone los frijoles por falta de tiempo! Hoy en día, con todas las responsabilidades del hogar y del trabajo fuera del hogar, muchas personas dejan de comer habichuelas porque no tienen tiempo para prepararlas. Tradicionalmente, la preparación de las habichuelas secas toma unas cuantas horas ya que se remojan por la noche para reducir el tiempo que toman en cocinarse y permitir que las sustancias que producen gas se disuelvan en el agua. Luego se cocinan con los condimentos favoritos. Hay un método mucho más rápido para cocinar los frijoles secos. Use el método tradicional o el rápido para cocinar sus frijoles, descritos a continuación.

- ❖ **Método tradicional**. Se mide la cantidad de frijoles que se necesitan (1 lb es igual a 2 tazas, lo cual rinde 6 tazas de frijoles cocidos). Limpie los frijoles, sacando todo tipo de impureza como piedritas y también saque los frijoles partidos y arrugados. Se remojan en 10 tazas de agua por cada 2 tazas de frijoles, por la noche o por lo menos 12 horas). Escurra los frijoles y añada 5 tazas de agua por cada 2 tazas de frijoles. Se hierven hasta que se ablanden, por 1–1 1/2 horas. Añada sus condimentos favoritos y sirva.
- ❖ **Método Rápido**. En una olla grande, añada 10 tazas de agua tibia por cada 2 tazas de frijoles secos. Cocine hasta hervir y hierva por 2–3 minutos. Remueva del fuego, cubra y deje reposar por lo menos 1 hora. Bote esa agua y vuelva a cocinar con agua fresca dejando hervir hasta que se ablanden, aproximadamente 2–2 1/2 horas. Añada sus condimentos favoritos y sirva.

Rice & Beans

Latin Americans frequently comment that a meal without rice is like not having a meal. Variations of rice mixtures came to Latin America from several countries: rice with cod from Portugal; rice with fish and potatoes from Indonesia; yellow rice, associated with gods and royalty, from Asia. Once in America, the local flavors of chiles, tomatoes, and annatto made the dishes uniquely Latin.

The carbohydrate content of rice makes it an inexpensive source of energy. However, as with other cereal grains, the protein in rice is incomplete (missing some protein parts called amino acids). But rice combined with beans forms a complete protein and has supplied adequate nutrition for many centuries, especially in areas where meat, fish, and eggs were scarce or expensive. Bean cultivation with corn (used to support the bean stalks) started thousands of years ago; bean seeds found in the Andes date back about 8,000 years. Beans are known as "frijoles," "habichuelas," and "porotos" in Latin America; native varieties include white, pinto, red, and lima beans.

Don't give up eating beans because you are too busy! Today, with greater responsibilities at home and more work away from home, many people stop eating beans because they don't have time to prepare them. Dried beans are traditionally soaked in water for many hours to reduce cooking time and break down gas-producing substances. They are then cooked with spices. There is a quicker method to cook dried beans. Use either the traditional or quick method below to cook your beans.

- ❖ **Traditional method.** Measure the amount of dried beans you need (1 lb equals 2 cups, which makes 6 cups cooked). Rinse the beans and remove any beans that are split or wrinkled and take out other impurities, such as little rocks. Soak in 10 cups of water for every 2 cups of bean overnight or at least 12 hours. Drain beans and add 5 cups of water for every 2 cups of beans. Then boil until tender, about 1–1 1/2 hours. Season and serve.
- ❖ **Quick method.** In a large stockpot, add 10 cups of warm water for every 2 cups of dried beans. Bring to a boil and boil 2–3 minutes. Remove from heat, cover, and allow to rest for at least 1 hour. Return to heat and boil until tender, about 2–2 1/2 hours. Season and serve.

Arroz & Frijoles

Rice & Beans

Arroz con Frijoles Negros & Tocineta

Cuba

Cuando niña unos vecinos cubanos compartían de éste arroz con nosotros. Siempre me gustó mucho, y hoy en día lo preparo para mi familia.

Porciones: 4   Tamaño de una Porción: 1 taza

    2 tazas agua
    1 cda aceite canola
1/4 taza cebolla picada fina
    3 dientes de ajos machacados
1/4 taza pimiento dulce, rojo y/o verde
    2 cdas cilantro picado
    1 taza arroz, grano largo
1/4 taza salsa tomate
    1 taza habichuelas negras enlatados, enjuagados y escurridos
1/2 cdta de sal
    4 lonjas de tocineta, cocidas y en pedazos, escurridas
    6 tiras de pimiento morrón español

1. Ponga agua a hervir. En un sartén mediano caliente el aceite a fuego mediano. Sofría por 2–3 minutos, la cebolla, el ajo, el pimiento, el cilantro, y el arroz.
2. Añada la salsa de tomate y las habichuelas. Mezcle y cocine por 2–3 minutos. Añada el agua hirviendo, la sal, y la tocineta y cocine a fuego moderado hasta que se evapore la mayor parte del agua.
3. Cubra y cocine por 10 minutos, revuelva solamente una o dos veces, hasta que el arroz este tierno. Adorne con tiras de pimiento morrón español.

Intercambios
4 Almidón
1 Grasa

Calorías 350
    Calorías de la Grasa . .67
Grasa Total . . . . .7 g
    Grasa Saturada . . . . . .1 g
Colesterol . . . . .5 mg
Sodio . . . . .583 mg
Carbohidrato . . . . . . .58 g
    Fibra Dietética . . . . . .8 g
    Azúcares . . . . .4 g
Proteína . . . . .12 g

Rice with Black Beans and Bacon
Cuba

When I was a child our Cuban neighbors shared this rice with us. They called it Congri. I always liked it, and today I prepare it for my family.

Serves: 4   Serving size: 1 cup

    2 cups water
    1 Tbsp canola oil
1/4 cup finely chopped onion
    3 garlic cloves, minced
1/4 cup finely chopped green or red bell pepper
    2 Tbsp chopped cilantro
    1 cup long-grain rice
1/4 cup tomato sauce
    1 cup cooked black beans or canned, rinsed, and drained
1/2 tsp salt
    4 strips bacon, diced, cooked, and drained
    6 pimiento strips

1. Set water to boil. Heat oil in a medium saucepan over medium heat. Sauté onion, garlic, pepper, cilantro, and rice 2–3 minutes.
2. Stir in tomato sauce and beans. Cook for 2–3 minutes. Add boiling water, salt, and bacon. Cover, reduce heat, and simmer for 20 minutes.
3. Garnish serving bowl with pimiento strips.

Exchanges
4 Starch
1 Fat

Calories 350
    Calories from Fat 67
Total Fat . . . . .7 g
    Saturated Fat . . . . .1 g
Cholesterol . . . . .5 mg
Sodium . . . . .583 mg
Carbohydrate . . . . . . .58 g
    Dietary Fiber . . . . .8 g
    Sugars . . . . .4 g
Protein . . . . .12 g

Arroz con Gandules

Puerto Rico

En Puerto Rico, el arroz con gandules es sinónimo de la Navidad. En otras partes de Centro América también se usan los gandules. Una variación en nombre, gandues, gandures o gandules de palo, todavía llevan a una combinación deliciosa y nutritiva. Las hojas de culantro y el ají dulce se pueden conseguir en las tiendas latinas. También puede sustituir el ají dulce con pimientos dulces—el ají sudamericano puede ser picante.

Porciones: 4   Tamaño de una Porción: 1 taza

- 1 cda aceite oliva
- 3 cdas de sofrito (véase la receta en la página 30)
- 3 ajíes dulces caribeños, si están disponibles, sin semillas, picados finos
- 2 hojas de culantro caribeño, picadas finas
- 1 taza arroz, grano largo
- 6 oz de chuletas cerdo, deshuesadas, picadas en pedazos pequeños
- 1/2 taza salsa tomate
- 1 taza gandules verdes enlatados, enjuagados y escurridos
- 2 tazas agua
- 1/2 cdta sal
- 1/4 cdta achiote en polvo
- 6 rebanadas de pimientos morrones, estilo español

1. Caliente el aceite en un sartén mediano a fuego mediano. Cocine el sofrito, los ajíes, hojas de culantro, el arroz, y las chuletas por 4–5 minutos.
2. Agruege la salsa de tomate y los gandules. Sofría por 2–3 minutos, revolviendo frecuentemente.
3. Añada el agua, sal, y el achiote en polvo. Dele un hervor, tape y cueza a fuego lento hasta que el arroz haya absorbido la mayor parte del líquido, 20–25 minutos. Adorne con las rebanadas de pimientos morrones.

Intercambios

3 Almidón   1 Vegetal
1 Carne con Bajo
   Contenido de Grasa

Calorías	321
Calorías de la Grasa	. .48
Grasa Total	. . . . .5 g
Grasa Saturada	. . . . . .1 g
Colesterol	. . . . .24 mg
Sodio	. . . . .599 mg
Carbohidrato	. . . . . . .52 g
Fibra Dietética	. . . . . . .5 g
Azúcares	. . . . .4 g
Proteína	. . . . .16 g

Rice with Pigeon Peas

Puerto Rico

In Puerto Rico, rice with pigeon peas is served at Christmastime. In Spanish pigeon peas are called gandues, gandures, or gandules de palo. The sweet ají peppers and culantro leaves called for in this recipe are available in Latin markets. You can use 1 medium bell pepper instead of the sweet ajís in this recipe—South American ajís will be too hot!

Serves: 4   Serving size: 1 cup

- 1 Tbsp olive oil
- 3 Tbsp sofrito (see recipe, page 31)
- 3 sweet Caribbean ají peppers, seeded and finely minced
- 2 Caribbean culantro leaves, if available, finely minced
- 1 cup long-grain rice
- 6 oz boneless pork chops, cut into bite-sized pieces
- 1/2 cup tomato sauce
- 1 cup canned pigeon peas, rinsed and drained
- 2 cups water
- 1/2 tsp salt
- 1/4 tsp ground annatto
- 6 pimiento strips

1. Heat oil in medium saucepan over medium heat. Sauté sofrito, ají peppers, culantro leaves, rice, and pork for 4–5 minutes.
2. Add tomato sauce and pigeon peas. Sauté 2–3 minutes, stirring frequently.
3. Add water, salt, and annatto. Bring to a boil, then cover, reduce heat, and simmer until rice is tender, 20–25 minutes. Garnish serving dish with pimiento strips.

Exchanges
3 Starch   1 Vegetable
1 Lean Meat

Calories 321
    Calories from Fat 48
Total Fat . . . . .5 g
    Saturated Fat . . . . .1 g
Cholesterol . . . . .24 mg
Sodium . . . . .599 mg
Carbohydrate . . . . . . .52 g
    Dietary Fiber . . . . .5 g
    Sugars . . . . .4 g
Protein . . . . .16 g

Paella de Verduras Estilo Doña Yaya

Uruguay

Doña Herminia Fernández Blanco, doña Yaya, nació en España y ha pasado la mayor parte de su vida adulta en Uruguay. Doña Yaya considera la paella su especialidad y un plato ideal para preparar al aire libre con familia y amistades. Una paellera ayuda a obtener el producto deseado. Las versiones más reconocidas incluyen mariscos o pollo. Esta receta me llamó la atención por solo incluir verduras.

Porciones: 5   Tamaño de una Porción: 1 taza

- 1 cda aceite oliva
- 1 pimiento verde, grande cortado en 4 pedazos
- 1/2 taza habichuelas verdes tiernas (ejotes), frescas o congeladas, en pedazos de 1/2 pulgada
- 1 tomate, pelado y cortado en trozos
- 1 taza de arroz, grano corto
- 6 dientes de ajos, machacados
- 1/2 cdta perejil
- 1/4 cdta achiote en polvo
- 1/2 cdta sal
- 2 tazas agua
- 1/2 taza habas o habichuelas blancas, enlatadas, enjuagadas y escurridas
- 1/2 taza de alcachofa (alcaucil), escurridas y cortada en pedazos

Intercambios
2 1/2 Almidón
1 Vegetal

Calorías 211
    Calorías de la Grasa . .27
Grasa Total . . . . .3 g
    Grasa Saturada . . . . . .1 g
Colesterol . . . . .0 mg
Sodio . . . . .317 mg
Carbohidrato . . . . . . .42 g
    Fibra Dietética . . . . . .4 g
    Azúcares . . . . .4 g
Proteína . . . . .5 g

1. Caliente el aceite en una cacerola mediana a fuego mediano. Sofría el pimiento y las habichuelas tiernas (ejotes) por 2 minutos
2. Agregue el resto de los ingredientes, excepto las habas y la alcachofa, y lleve a hervir. Tape, reduzca el fuego, y deje hervir suavemente por 20 minutos. Añada las habas y la alcachofa, tape, cocine por 5 minutos adicionales.

Yaya's Vegetable Paella

Uruguay

Herminia Fernández Blanco, Yaya, was born in Spain and has spent most of her adult life in Uruguay. Yaya considers paella her specialty and the ideal dish for outdoor cooking. The special "paellera," a skillet-like dish designed for cooking paella, can help you make a fluffy, flavorful paella. Most paellas contain seafood or chicken, but this vegetarian variation caught my attention.

Serves: 5   Serving size: 1 cup

- 1 Tbsp olive oil
- 1 medium green bell pepper, cut in 4 pieces
- 1/2 cup fresh green beans, cut in 1/2-inch pieces (or use frozen)
- 1 medium tomato, peeled and diced
- 1 cup short-grain rice
- 6 garlic cloves, crushed
- 1/2 tsp chopped fresh parsley
- 1/4 tsp ground annatto
- 1/2 tsp salt
- 2 cups water
- 1/2 cup canned lima beans, rinsed and drained
- 1/2 cup drained and chopped canned artichoke hearts

1. Heat oil in medium saucepan over medium heat. Sauté pepper and green beans for 2 minutes.
2. Add remaining ingredients except lima beans and artichoke hearts and bring to a boil. Cover, reduce heat, and simmer 20 minutes.
3. Add limas and artichokes, stir, cover, and cook 5 more minutes.

Exchanges
2 1/2 Starch
1 Vegetable

Calories 211
    Calories from Fat 27
Total Fat . . . . .3 g
    Saturated Fat . . . . .1 g
Cholesterol . . . . .0 mg
Sodium . . . . .317 mg
Carbohydrate . . . . . . .42 g
    Dietary Fiber . . . . .4 g
    Sugars . . . . .4 g
Protein . . . . .5 g

Arroz con Bacalao

Centro América y el Caribe

Cuando niña mi abuela hablaba sobre las condiciones económicas difíciles en Puerto Rico, a fines del siglo 19 y principios del siglo 20. Se recordaba ella que en aquellos entonces medio kilo de bacalao costaba 3 centavos. Por muchos años, el bacalao salado se consideraba la comida de los pobres. Hoy en día, su costo es similar a los cortes de carnes y en algunos lugares, es difícil conseguirlo, excepto durante la Cuaresma.

Porciones: 8   Tamaño de una Porción: 1/2 taza

- 1/4 lb filete de bacalao salado
- 1 cda aceite canola
- 1 cebolla mediana, picada
- 1/2 pimiento (chile dulce) rojo, picado
- 2 ajíes dulces, si hay disponibles o 1/2 pimiento verde picado y sin semillas
- 2 tomates pelados y picados
- 2 dientes de ajos, machacados
- 6 aceitunas (enteras o rebanadas)
- 1/2 cdta achiote en polvo
- 2 tazas de agua
- 1 taza arroz, grano largo
- 6 tiras de pimentos morrones, estilo español

1. Remoje el bacalao en agua fría por lo menos 12 horas. Cambie el agua varias veces. Limpie y parta el bacalao en trozos pequeños.
2. Caliente el aceite en una cacerola mediana a fuego mediano. Sofría la cebolla, pimiento, tomates y ajo por 4–5 minutos. Agregue el bacalao, aceitunas, y el achiote y sofría por 3–4 minutos.
3. Añada agua y hierva. Agregue el arroz, tape, y cocine a fuego lento por 20 minutos. Adorne con tiras de pimientos morrones.

Intercambios

1 Almidón	1/2 Grasa
1 Vegetal	

Calorías 140
   Calorías de la Grasa . .23
Grasa Total . . . . .3 g
   Grasa Saturada . . . . . .0 g
Colesterol . . . . .7 mg
Sodio . . . . .375 mg
Carbohidrato . . . . . .23 g
   Fibra Dietética . . . . . . .1 g
   Azúcares . . . . .3 g
Proteína . . . . .5 g

Rice with Salted Codfish
Central America and the Caribbean

When I was a child, my grandmother talked about the difficult economic conditions in Puerto Rico when she was a child. Half a kilo of salted codfish was 3 "céntimos" (Spanish currency comparable to today's small change). For many years, salted codfish was considered food for the poor. Today it costs as much as meat and is difficult to find in some places, except during Lent.

Serves: 8   Serving size: 1/2 cup

- 1/4 lb salted codfish filet
- 1 Tbsp canola oil
- 1 medium onion, peeled and chopped
- 1/2 medium red bell pepper, seeded and chopped
- 2 sweet ají peppers, seeded and chopped, if available, or 1/2 medium green bell pepper, seeded and chopped
- 2 medium tomatoes, peeled and diced
- 2 garlic cloves, crushed
- 6 stuffed olives, whole or sliced
- 1/2 tsp ground annatto
- 2 cups water
- 1 cup long-grain rice
- 6 pimiento strips

1. Soak codfish in cold water in the refrigerator for at least 12 hours. Change the water several times. Clean and cut codfish into small pieces.
2. Heat oil in medium saucepan over medium high heat. Sauté onion, peppers, tomatoes, and garlic for 4–5 minutes. Add codfish, olives, and annatto and sauté for 3–4 minutes.
3. Add water and bring to a boil. Stir in rice, cover, lower heat, and simmer for 20 minutes. Garnish serving bowl with pimiento strips.

Exchanges

1 Starch	1/2 Fat
1 Vegetable	

Calories 140
  Calories from Fat 23
Total Fat . . . . .3 g
  Saturated Fat . . . . .0 g
Cholesterol . . . . .7 mg
Sodium . . . . .375 mg
Carbohydrate . . . . . . .23 g
  Dietary Fiber . . . . .1 g
  Sugars . . . . .3 g
Protein . . . . .5 g

Frijoles Negros
Cuba

Si desea puede moler todos los ingredientes del sofrito antes de añadir a las habichuelas o los puede dejar en trozos.

Porciones: 12   Tamaño de una Porción: 1/2 taza

     1 lb habichuelas negras
   1/2 cebolla, picada en cuatro
     1 diente de ajo entero, pelado
     1 hoja de laurel
   1/2 pimiento verde o rojo
   1/4 taza sofrito (véase la receta en la página 30)
     2 cdas cilantro picado
     1 cda vinagre
     1 cdta azúcar

1. Ablandar las habichuelas por el método descrito en la página 176. Añada cebolla, ajo, hoja de laurel y pimiento al agua y remueva estos ingredientes cuando las habichuelas se ablanden.
2. Añada sofrito y cilantro. Añada el vinagre y azúcar, si va a usarlo. Hierva a fuego lento y sirva.
3. Algunas personas remueven 1 taza de habichuelas, las muelen, las regresan a la olla y las hierven por 5 minutos adicionales. Esto espesa las habichuelas.

Intercambios
1 1/2 Almidón

Calorías 117
   Calorías de la Grasa . . .5
Grasa Total . . . . .1 g
   Grasa Saturada . . . . . .0 g
Colesterol . . . . .0 mg
Sodio . . . . .1 mg
Carbohidrato . . . . . . .21 g
   Fibra Dietética . . . . . .8 g
   Azúcares . . . . .2 g
Proteína . . . . .8 g

Black Beans
Cuba

You can puree the sofrito before adding it to these beans or leave the sofrito chunky.

Serves: 12   Serving size: 1/2 cup

- 1 lb black beans
- 1/2 onion, cut in 4 pieces
- 1 garlic clove, whole, peeled
- 1 bay leaf
- 1/2 green or red bell pepper
- 1/4 cup sofrito (see recipe, page 31)
- 2 Tbsp chopped cilantro
- 1 Tbsp vinegar
- 1 tsp sugar

1. Soak and cook beans as described on page 177. Add onion, garlic, bay leaf, and pepper to water and remove them after beans are tender.
2. Stir in sofrito and cilantro. Add vinegar and sugar, if using. Heat beans and serve.
3. For thicker beans, remove and mash 1 cup of beans. Return them to pot and cook over medium heat for 5 minutes.

Exchanges
1 1/2 Starch

Calories 117
   Calories from Fat 5
Total Fat . . . . .1 g
   Saturated Fat . . . . .0 g
Cholesterol . . . . .0 mg
Sodium . . . . .1 mg
Carbohydrate . . . . . .21 g
   Dietary Fiber . . . . .8 g
   Sugars . . . . .2 g
Protein . . . . .8 g

Frijoles Blancos con Chorizo
Estilo Español

Sirva estas habichuelas con un platillo principal, tortillas de maiz calientes, y una ensalada verde.

Porciones: 5   Tamaño de una Porción: 1/2 taza

  1 cdta aceite oliva
  2 oz de chorizo crudo, en pedazos
1/4 taza cebolla picada
  3 dientes de ajo picado
  1 taza tomate (jitomate) picado
1/2 cdta pimentón
1/8 cdta comino en polvo
1/8 cdta pimienta molida o a su gusto
  2 tazas habichuelas (frijoles) blancas cocidas o enlatadas, enjuagados y escurridas

1. Caliente el aceite en un sartén mediano a fuego mediano y sofría el chorizo, cebolla, ajo, y el tomate hasta que el chorizo este cocido, por unos 8 minutos.
2. Añada el resto de los ingredientes y cocine a fuego mediano hasta que espese, 15–20 minutos.

Intercambios
1 1/2 Almidón
1 Carne con Bajo
  Contenido de Grasa

Calorías 173
  Calorías de la Grasa . .50
Grasa Total . . . . .6 g
  Grasa Saturada . . . . .2 g
Colesterol . . . . .10 mg
Sodio . . . . .148 mg
Carbohidrato . . . . . . .21 g
  Fibra Dietética . . . . . .5 g
  Azúcares . . . . .4 g
Proteína . . . . .10 g

White Beans with Chorizo

Spain

Serve this side dish with a main dish, warm corn tortillas, and a crisp green salad.

Serves: 5   Serving size: 1/2 cup

- 1 tsp olive oil
- 2 oz raw chorizo sausage, cubed
- 1/4 cup chopped onion
- 3 garlic cloves, minced
- 1 cup diced fresh tomato
- 1/2 tsp paprika
- 1/8 tsp cumin
- 1/8 tsp black pepper or to taste
- 2 cups cooked white beans or canned (rinse and drain)

1. Heat oil in a medium skillet over medium-high heat and sauté the sausage, onion, garlic, and tomato until sausage is done, about 8 minutes.
2. Add remaining ingredients and cook over medium heat until thickened, 15–20 minutes.

Exchanges
1 1/2 Starch
1 Lean Meat

Calories 173
   Calories from Fat 50
Total Fat . . . . .6 g
   Saturated Fat . . . . . . .2 g
Cholesterol . . . . .10 mg
Sodium . . . . .148 mg
Carbohydrate . . . . . . .21 g
   Dietary Fiber . . . . .5 g
   Sugars . . . . .4 g
Protein . . . . .10 g

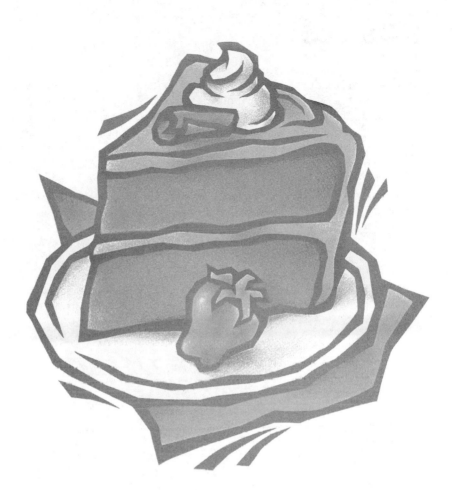

Postres/
Desserts

Postres

Los paladares latinos favorecen los postres con grandes cantidades de azúcar, crema de leche o leche íntegra, huevos y grasas. Si tiene diabetes, usted necesitará decidir cuando y donde incluir porciones pequeñas de sus postres favoritos. Usted también puede disfrutar de los siguientes postres sencillos. Estas recetas—muchas de ellas con frutas tropicales—proporcionan los sabores latinos clásicos y son mucho más saludables para usted.

Desserts

Latin American palates favor desserts with lots of sugar, cream or whole milk, eggs, and fat. If you have diabetes, you'll need to decide when and where to include small portions of your favorite desserts. You can also enjoy some of the simpler desserts below. These recipes—many with tropical fruits—provide classic Latino flavors and are much healthier for you.

Postres

Desserts

Cocktail (Ensalada) de Frutas

Latino América

Combinaciones de frutas frescas producen postres sencillos y deliciosos. Esta combinación de naranjas (chinas), papaya y mangó, no es tan sólo baja en calorías, pero también es una buena fuente de las vitaminas C y A. Siempre que pueda, seleccione frutas frescas. En caso de no encontrarlas, busque frutas congeladas o enlatadas en su propio jugo o agua. Puede usar las frutas para desayuno, meriendas, o postre. Las puede comer solas, en ensaladas o en bebidas.

Porciones: 6   Tamaño de una Porción: 1/2 taza

- 2 naranjas grandes, peladas, sin la membrana que los segmentos cubre (corte cada segmento en 2–3 pedazos)
- 1 taza papaya, sin cáscara, sin semillas, partida en cuadritos
- 1 taza mango maduro, sin cáscara, partido en cuadritos
- 1/4 taza jugo de naranja (china), jugo de lima o jugo de limón
- 6 hojas de menta frescas

Mezcle todos los ingredientes y enfríe. Adorne con hojas de menta antes de servir.

Intercambios
1 Fruta

Calorías 61
   Calorías de la Grasa . . .2
Grasa Total . . . . .0 g
   Grasa Saturada . . . . . .0 g
Colesterol . . . . .0 mg
Sodio . . . . .1 mg
Carbohidrato . . . . .15 g
   Fibra Dietética . . . . . .2 g
   Azúcares . . . . .12 g
Proteína . . . . .1 g

Fresh Fruit Cocktail
Latin America

Fresh fruit is easy to combine into delicious, simple desserts. This combination of oranges, papaya, and mango is not only low in calories, but is a good source of vitamins A and C. Select fresh fruits whenever possible, or choose frozen or canned fruits in their own juice or water. Try adding fruit to salads or beverages. You can serve fruit at breakfast, as a snack, or as dessert!

Serves: 6   Serving size: 1/2 cup

>   2 large oranges, peeled
>   (strip membrane from each segment and cut into 2–3 pieces)
>   1 cup papaya, peeled, seeded, and cubed
>   1 cup ripe mango, peeled and cubed
>   1/4 cup orange, lime, or lemon juice
>   6 sprigs fresh mint

Mix all ingredients and chill. Garnish with mint leaves to serve.

Exchanges
1 Fruit

Calories 61
 Calories from Fat 2
Total Fat . . . . .0 g
 Saturated Fat . . . . .0 g
Cholesterol . . . . .0 mg
Sodium . . . . .1 mg
Carbohydrate . . . . . . .15 g
 Dietary Fiber . . . . .2 g
 Sugars . . . . .12 g
Protein . . . . .1 g

Ensalada de Frutas con Avena Tostada

El yogur puede ser muy saludable, si escoje el bajo en grasa y sin azúcar. Ya sea de sabor natural o de sabor a fruta, el yogur es versátil. Lo puede usar como base para ensaladas como ésta, como base para batidos o solo en cualquier punto del día.

Porciones: 6   Tamaño de una Porción: 1/2 taza

- 1 cda margarina de canola, derretida
- 1 taza avena tostada
- 1 cda azúcar moscabada (piloncillo)
- 1/4 cdta canela en polvo
- 1/2 banana mediana (guineo, cambur), maduro, picado en rebanadas
- 1/2 manzana mediana, picada en cuadros, sin semillas
- 1/2 pera mediana, picada en cuadros, sin semillas
- 1/2 durazno mediano, picado en cuadros
- 1/2 taza piña en cuadritos, fresca o enlatada en agua o jugo sin azúcar
- 1/2 taza secciones de naranja mandarina, fresca o enlatada (en agua o jugo sin azúcar)
- 1 6-oz yogur, sin azúcar, bajo en grasa, con sabor a fruta

1. Derrita la margarina en un sartén mediano. En una escudilla (fuente) mezcle la avena, el azúcar, y la canela. Vierta la mezcla de avena en el sartén y revuelva constantemente, por 8–10 minutos. Enfríe en una bandeja de hornear o un plato.
2. En una escudilla mediana mezcle las frutas y el yogur. Luego, sirva en moldes para postres. Cubra con 1 cda de la avena tostada antes de servir.

Intercambios
1 1/2 Carbohidrato

Calorías 128
    Calorías de la Grasa . .19
Grasa Total . . . . .2 g
    Grasa Saturada . . . . . .0 g
Colesterol . . . . .1 mg
Sodio . . . . .30 mg
Carbohidrato . . . . . . .25 g
    Fibra Dietética . . . . . .3 g
    Azúcares . . . . .13 g
Proteína . . . . .4 g

Fruit Salad with Toasted Oats

Low-fat, fruit-flavored yogurt is so versatile: use it as a base for fruit salads, in dips, to thicken dressings and sauces, or in delicious beverages.

Serves: 6   Serving size: 1/2 cup

- 1 Tbsp reduced-fat margarine
- 1 cup quick-cooking oats
- 1 Tbsp brown sugar
- 1/4 tsp cinnamon, ground
- 1/2 medium ripe banana, sliced
- 1/2 medium apple, seeded and cubed
- 1/2 medium pear, seeded and cubed
- 1/2 medium peach, cubed
- 1/2 cup pineapple chunks, fresh or canned in water or own juice
- 1/2 cup mandarin orange sections, fresh or canned in water
- 1 6-oz carton fat-free fruit-flavored yogurt

1. Melt the margarine in a medium skillet over medium heat. Stir in the oats, sugar, and cinnamon and brown, stirring constantly, for 8–10 minutes. Remove from heat and cool.
2. Mix the fruit and yogurt in a medium bowl. Top with 1 Tbsp toasted oats to serve.

Exchanges
1 1/2 Carbohydrate

Calories 128
   Calories from Fat 19
Total Fat . . . . .2 g
   Saturated Fat . . . . .0 g
Cholesterol . . . . .1 mg
Sodium . . . . .30 mg
Carbohydrate . . . . . . .25 g
   Dietary Fiber . . . . .3 g
   Sugars . . . . .13 g
Protein . . . . .4 g

Budín de Pan

Latino América

El olor de un buen budín de pan en el horno es irresistible. El budín es la forma más fácil de utilizar el pan del día anterior que no se usó.

Porciones: 15   Tamaño de una Porción: 1 cuadrado (2 1/2 x 3 pulgadas)

2	tazas leche evaporada, sin grasa
1 1/2	taza agua, dividida
2	huevos, batidos
1/2	taza salsa de manzana, sin azúcar añadido
1/4	taza aceite canola
1	cda extracto de vainilla
1/2	taza azúcar
1/4	cdta clavos de olor en polvo
1	cdta canela en polvo
1/2	cdta nuez moscada en polvo
1/2	taza pasas, dátiles o frutas secas, picadas
1/4	cdta sal
1	cdta cáscara de limón verde (agrio)
1	lonja de 12-oz pan francés, pan de agua o cubano, en cubos, o 12 tazas de pan blanco en cubos

1. Combine todos los ingredientes excepto el pan en un envase grande, luego añada el pan. Mezcle bien y deje reposar por 10–15 minutos.
2. Caliente el horno a 325°F. Si desea una mezcla de consistencia uniforme, puede licuar o mezclar en un procesador de alimentos. Si todavía la mezcla está muy seca, agregue más agua.
3. Vierta en un molde de hornear anti-adherente de 13 x 9 x 2-pulgadas. Horneé por 60–75 minutos o hasta que un cuchillo insertado en el centro salga limpio. Sirva caliente o frío.

Intercambios
2 Carbohidrato
1/2 Grasa

Calorías 171
    Calorías de la Grasa . .41
Grasa Total . . . . .5 g
    Grasa Saturada . . . . . .0 g
Colesterol . . . . .28 mg
Sodio . . . . .226 mg
Carbohidrato . . . . . . .27 g
    Fibra Dietética . . . . . . .1 g
    Azúcares . . . . .13 g
Proteína . . . . .6 g

Bread Pudding

Latin America

The smell of a good bread pudding in the oven is irresistible. Making bread pudding is an easy way to use leftover bread.

Serves: 15   **Serving size: 1 square (2 1/2 x 3 inches)**

- 2 cups fat-free evaporated milk
- 1 1/2 cups water, divided
- 2 eggs, beaten
- 1/2 cup applesauce, without sugar added
- 1/4 cup canola oil
- 1 Tbsp vanilla extract
- 1/2 cup sugar
- 1/4 tsp ground cloves
- 1 tsp cinnamon
- 1/2 tsp nutmeg
- 1/2 cup raisins, dates, or other dried fruit, chopped
- 1/4 tsp salt
- 1 tsp lime zest
- 1 12-oz loaf French or Cuban bread, cubed, or 12 cups cubed day-old white sandwich bread

1. Combine all ingredients except bread in a large bowl, then add bread. Mix well and let sit for 10–15 minutes.
2. Heat oven to 325°F. If you want a pudding with a uniform texture, blend mixture in a blender or food processor. If mixture is still too dry, add a little more water.
3. Pour into a 13 x 9 x 2-inch nonstick baking dish. Bake 60–75 minutes or until a knife inserted in the center comes out clean. Serve hot or cold.

Exchanges
2 Carbohydrate
1/2 Fat

Calories 171
   Calories from Fat 41
Total Fat . . . . .5 g
   Saturated Fat . . . . .0 g
Cholesterol . . . . .28 mg
Sodium . . . . .226 mg
Carbohydrate . . . . . .27 g
   Dietary Fiber . . . . .1 g
   Sugars . . . . .13 g
Protein . . . . .6 g

Arroz con Dulce

Puerto Rico

Cada familia tiene su receta particular de este postre clásico. Pruebe ésta receta y si desea ajuste la cantidad de las especies a su gusto.

Porciones: 8   Tamaño de una Porción: 1/8 de la receta

- **2–4** tazas agua (de acuerdo a la consistencia que usted prefiera)
- 1/2 cdta sal
- **2** palitos de canela, picadas en 3–4 pedazos
- 1/2 cdta semillas de anís
- **4** clavos de olor enteros
- **1** pedazo de 1 pulgada de raiz de jenjibre fresco, rallado
- **1** taza arroz crudo, grano corto
- **2** tazas leche, sin grasa
- 1/2 taza azúcar
- 1/2 taza pasas
- Canela en polvo

1. Hierva el agua, la sal, pedazos de canela, anís, clavos de olor y el jenjibre. Hierva por 2–3 minutos. Cuele y descarte las especies.
2. Añada la leche y el arroz y vuelva hervir a fuego mediano.
3. Reduzca a fuego lento, tape, y cocine hasta que el arroz absorba casi todo el líquido, unos 15–20 minutos.
4. Agregue el azúcar y las pasas y mezcle bien. Continue cocinando a fuego lento y revolviendo de vez en cuando. Cuando el arroz este espeso, espolvoreé con canela en polvo. Sirva caliente o frío.

Intercambios
2 1/2 Carbohidrato

Calorías 184
  Calorías de la Grasa . . .3
Grasa Total . . . . .0 g
  Grasa Saturada . . . . . .0 g
Colesterol . . . . .1 mg
Sodio . . . . .178 mg
Carbohidrato . . . . . . .42 g
  Fibra Dietética . . . . . . .1 g
  Azúcares . . . . .21 g
Proteína . . . . .4 g

Spicy Rice Pudding
Puerto Rico

Each family has its own variation of this classic dessert. This is one family's spicier version.

Serves: 8   **Serving size: 1/8 recipe**

- **2–4** cups water (depending on preferred consistency)
- **1/2** tsp salt
- **2** cinnamon sticks, cut into 3–4 pieces
- **1/2** tsp anise seeds
- **4** whole cloves
- **1** 1-inch piece fresh gingerroot, grated
- **1** cup uncooked short-grain rice
- **2** cups fat-free milk
- **1/2** cup sugar
- **1/2** cup raisins
- Ground cinnamon

1. Bring the water, salt, cinnamon stick, anise seeds, cloves, and ginger to a boil and boil 2–3 minutes. Strain and discard spices.
2. Add milk and rice to water and return to a boil over medium heat.
3. Reduce heat, cover, and cook until rice absorbs most of the liquid, about 15–20 minutes.
4. Add the sugar and raisins and mix well. Continue cooking at low heat, stirring occasionally. When pudding is thick, sprinkle with ground cinnamon. Serve warm or cold.

Exchanges
2 1/2 Carbohydrate

Calories 184
   Calories from Fat 3
Total Fat . . . . .0 g
   Saturated Fat . . . . .0 g
Cholesterol . . . . .1 mg
Sodium . . . . .178 mg
Carbohydrate . . . . . .42 g
   Dietary Fiber . . . . .1 g
   Sugars . . . . .21 g
Protein . . . . .4 g

Glosario de Comida

Ají chiles—chiles varian en sabor de dulces, como ajís caribeño, a muy caliente, como ajís sudamericano. Ellos vienen en colores verdes, amarillo, y rojo. Cuando una receta pide ajís, asegurese si los necesita picantes o dulces.

Achiote—es un aceite vegetal que ha sido calentado con semillas de annatto, coloreándolo color naranja. Usado en vez de achiote en polvo para colorear sopas, sancochos, y arroz.

Achiote o semillas bixa—semillas rojas oscuras contenidas en una vaina. Las semillas liberan un pigmento de color naranja que es como una alternativa al azafrán. Achiote en polvo puede ser encontrado en muchos supermercados latinos y es usado en platos de arroz y sopas. El extracto de las semillas es usado para colorear la mantequilla y el queso amarillo.

Calabaza o auyama, zapallo—la carne amarilla espesa, amarilla oscura o de naranja es característica de esta verdura. Si usted no puede encontrar calabaza, puede sustituir por el zapallo asiático Kambocha. Este es mucho más pequeño, pero el sabor es muy similar. Usted también puede substituir por el zapallo de invierno o la calabaza, pero el sabor no será tan dulce y rico.

Chayote—verde sobre el exterior y blanco sobre el interior, chayote es periforme. También se conoce como mirliton, ellos son sumamente apreciados en sopas y sancochos.

Chipotles—la piel del jalapeño es bastante gruesa, haciéndolo difícil de secarlos. Chipotles son jalapeños que han sido ahumados. Ellos también son vendidos conservados en escabeche. Chipotles son más picantes que los jalapeños frescos.

Culantro, hojas—hierba de mucho sabor usada en la cocina caribeña, sobre todo en Puerto Rico, donde es uno de los ingredientes principales en sofrito. Culantro hojas son largas, serradas, brillantes verdes cosechadas de las pequeñas plantas que crecen cerca de la tierra. Muchos cocineros crecen sus propios huertos de culantro para asegurar un suministro adecuado. Usted puede substituir doble cantidades cilantro por culantro.

Epazote—usado en la cocina mexicana, esta hierba tiene un sabor fuerte y es un favorito con frijoles y platos hechos con zapallo. Se dice que reduce el gas intestinal producido por los frijoles. Usted puede comprar epazote seco.

Guajillo chiles—de piel delgada usados extensamente en la cocina mexicana. Se extienden de sabor suave hasta muy picante y son usados en salsas, sopas, y guisados.

Food Glossary

Ají chiles—chiles vary in flavor from sweet, like Caribbean ajís, to very hot, like South American ajís. They come in shades of green, yellow, and red. When a recipe calls for ajís, check to see if they are hot or sweet.

Annatto oil—vegetable oil that has been heated with annatto seeds, coloring it orange. Used instead of ground annatto to color soups, sancochos, and rice.

Annatto or bixa seeds—dark red seeds contained in a pod. The seeds release an orange pigment that is as an alternative to saffron's yellow pigment. Ground annatto can be found in many Latino grocery stores and is used in soups and rice dishes. Extract from the seeds is used to color butter and yellow cheese.

Calabaza or auyama squash—thick, dark yellow or orange yellow flesh is characteristic of this tender vegetable. If you can't find calabaza, try Asian Kambocha squash. It is much smaller, but the flavor is very similar. You can also substitute winter squash or pumpkin, but the flavor will not be as sweet and rich.

Cassava (yucca)—a root vegetable found in the tropics used to produce daily staples, such as casaba, a bread product. Today, yucca is used as a starchy vegetable by itself, in stews, or as a source of flour for hallacas or empanadas. Arrowroot is derived from cassava and is used as thickener.

Chayote squash—green on the outside and white on the inside, chayotes are pear-shaped. Also known as mirliton, they are highly appreciated in soups and sancochos.

Chipotle chiles—the skin of jalapeño peppers is rather thick, making it difficult to dry them. Chipotle peppers are jalapeño peppers that have been smoke-dried. They are also sold pickled. Chipotles are hotter than fresh jalapeños.

Culantro leaves—highly flavorful herbs used in Caribbean cooking, especially in Puerto Rico, where they are one of the main ingredients in sofrito. Culantro leaves are long, serrated, bright green leaves harvested from small plants that grow close to the ground. Many cooks grow their own to ensure an adequate supply. You can substitute plenty of cilantro for culantro.

Epazote—used in Mexican cooking, this herb has a strong flavor and is a favorite in bean, corn, and squash dishes. It is said to reduce the intestinal gas produced by beans. You can buy dried epazote in packets.

Habanero—el ají más picante típicamente usado en la cocina latina, los habaneros tienen un sabor y aroma distintivo. De origen cubano, este ají extremadamente picante prospera bien en México y Centroamérica. ¡Maneje con cuidado!

La yuca—la raíz encontrada en los trópicos usada para producir grapas diarias, como casaba, usada para hacer pan. Hoy, la yuca es usada como una verdura almidonada por sí misma, en guisados, o como una fuente de harina para hallacas o empanadas. Arrowroot es sacado de la yuca y es usado para espesar.

Masa harina de maíz—harina de maíz precocinada, no es el mismo producto que la harina de maíz, usada para hacer tamales, hallacas, empanadas, y otros platos de grano.

Ñame—otra raíz tropical, con un sabor delicado y usado en sancochos.

Nopales—hojas tiernas del cacto usadas en México como una verdura durante siglos, disponible frescas o enlatadas, con sabor entre zapallo y frijoles verdes (la opinión varía!). Si usted compra hojas de cacto frescas, escoga hojas del tamaño de su mano, muy verde, y por lo menos 3/8 de pulgada de grosor.

Plátanos maduros (amarillos)—se parecen a plátanos muy grandes y deben ser hervidos o cocidos al horno antes de comer. Ellos azucaran sopas, guisados, y platos de carne.

Soursop/guanábana—el sabor corre la gama de dulce a ácida. Esta fruta redonda o en forma de corazón produce un jugo rico y cremoso usado para bebidas refrescantes. La fruta también puede ser comida de los árboles que crecen en muchos patios latinoamericanos. En Malasia se los conocen como *durian*.

Starfruit/carambola—dado su forma insólita, esta fruta exótica es fácil para identificarse en el mercado. Las rebanadas de esta fruta amarilla con piel delgada son formadas como estrellas y tienen un sabor suave, delicado.

Tamarindos—Vainas que contienen semillas grandes cubiertas de una pulpa agridulce, mezclada con agua y azúcar para producir una bebida refrescante con un sabor distintivo. Usted puede comprar las semillas, la pulpa, o el jugo en mercados latinos.

Yautías (dasheens)—raíz tropical usada extensivamente en sancochos. También pueden ser hervidas y sazonadas con un poquito de aceite de oliva extra-virgen y comidos como una papa hervida.

Guajillo chiles—thin-skinned dried peppers widely used in Mexican cooking. They range from mild to hot and are used in sauces, soups, and stews.

Habanero chiles—the hottest chile typically used in Latino cooking, habaneros have a distinctive flavor and aroma. Originally from Cuba, this very hot pepper thrives well in Mexico and Central America. Handle carefully!

Masa harina de maiz—precooked corn flour, not the same product as corn-meal, used to make tamales, hallacas, empanadas, and other corn dishes.

Ñame—another tropical root, delicately flavored and used in sancochos.

Nopales—tender cactus leaves used in Mexico as a vegetable for centuries, available fresh or canned, tasting something like squash or green beans (opinion varies!). If you buy fresh cactus leaves, choose leaves about the size of your hand, very green, and at least 3/8 inch thick.

Ripe plantains (amarillos)—look like very large bananas and must be boiled or baked before they are eaten. They sweeten soups, stews, and meat dishes.

Soursop (guanábana)—ranging from sweet to tart in flavor, this round or heart-shaped fruit produces a rich and creamy juice used for refreshing drinks. The fruit may also be eaten off the trees in many Latin American backyards. It is known as durian in Malaysia.

Starfruit (carambola)—given its unusual shape, this exotic fruit is easy to identify in the market. Slices of this yellow, thin-skinned fruit are shaped like stars and have a mild, delicate flavor.

Tamarinds—brown pods contain large seeds covered with a sweet-and-sour pulp, which is blended with water and sugar to produce a refreshing drink with a distinctive flavor. You can buy the seeds, pulp, or juice in Latin markets.

Yautías (dasheens)—tropical root vegetable used extensively in sancochos. They are also boiled and seasoned with a dash of extra-virgin olive oil and eaten like a boiled potato.

Lista de Compras

Ingredientes Esenciales	Ingredientes de Conveniencia

No perecibles

Especies y/o Condimentos

___ Annatto
    ___ Semillas   ___ Polvo
___ Polvos de Hornear
___ Bicarbonato de Soda
___ Hojas de Laurel
___ Albahaca
___ Pimienta Negra
    ___ Entera   ___ Molida
___ Canela
    ___ Molida   ___ Palitos
___ Chiles
    ___ Secos   ___ Escamillas
___ Cilantro
___ Comino
___ Epazote
___ Ajo
___ Jugo de limón, embotellado
___ Nuez Moscada
___ Aceitunas
    ___ Verdes   ___ Maduras
___ Oregano
___ Pimentón Dulce en polvo
___ Perejil Seco
___ Tomillo
___ Extracto de Vainilla
___ Vinagre
    ___ Cidra   ___ Blanco
    ___ Vino Blanco
___ Salsa Worcestershire

___ Chiles Enlatados
    ___ Escabechados
    ___ En Agua

Grasas y Aceites

___ Aceites
    ___ Canola   ___ Oliva
___ Atomizador, aceite vegetal
___ Mayonesa, baja en grasa
___ Margarina, canola

Shopping List

Essential Ingredients	Convenient Ingredients

Non-Perishable

Spices and Condiments

___ Annatto
   ___ Seeds   ___ Powder
___ Baking Powder
___ Baking Soda
___ Bay Leaves
___ Basil
___ Black Pepper
   ___ Whole   ___ Ground
___ Cinnamon
   ___ Ground   ___ Sticks
___ Chiles
   ___ Dried   ___ Flakes
___ Cilantro
___ Cumin
___ Epazote
___ Garlic
___ Lemon Juice, bottled
___ Nutmeg
___ Olives
   ___ Green   ___ Ripe
___ Oregano
___ Paprika
___ Parsley Flakes
___ Thyme
___ Vanilla Extract
___ Vinegar
   ___ Cider   ___ White
   ___ White Wine
___ Worcestershire Sauce

___ Canned Chiles
   ___ Pickled
   ___ In water

Fats and Oils

___ Oils
   ___ Canola   ___ Olive
___ Spray, vegetable oil
___ Mayonnaise, low-fat
___ Margarine, canola

Ingredientes Esenciales	Ingredientes de Conveniencia

No Perecibles
Harinas

___ Harina de maíz
___ Harina
    ___ Blanca ___ Integra
	___ Harina Instantánea para Tortillas
	___ Masa Harina de Maiz
	    (harina de maíz pre-cocida)

Arroz

___ Blanco
    ___ Grano Corto
    ___ Grano Medio
    ___ Grano Largo
___ Integral	

Frijoles

___ Secos
    Variedad:_____
 	
    _____
	___ Enlatados
	    Variedad: _____
	
	    _____

Pastas

___ Macaroni ___ Lasaña ___ Spaguetis ___ Vermicelli	

Verduras Enlatadas

	___ Alcachofas ___ Betarragas ___ Choclo ___ Porotos Verdes ___ Verduras Mixtas ___ Nopales ___ Arvejas y Zanahorias ___ Arvejas Dulces ___ Tomates triturados ___ Pasta de Tomate ___ Salsa de Tomate Otros: _____ _____

Essential Ingredients	Convenient Ingredients

Non-Perishable
Flours

___ Cornmeal	___ Instant Flour for Tortillas
___ Flour	___ Masa Harina de Maiz
___ White ___ Whole Wheat	(pre-cooked corn flour)

Rice

___ White	
___ Short Grain	
___ Medium Grain	
___ Long Grain	
___ Brown	

Beans

___ Dry	___ Canned
Variety: _____	Variety: _____
_____	_____

Pastas

___ Macaroni ___ Lasagna	
___ Spaghetti ___ Vermicelli	

Canned Vegetables

	___ Artichokes
	___ Beets
	___ Corn
	___ Green Beans
	___ Mixed Vegetables
	___ Nopales
	___ Peas and Carrots
	___ Sweet Peas
	___ Tomatoes, crushed
	___ Tomato Paste
	___ Tomato Sauce
	Others: _____
	_____

Ingredientes Esenciales	Ingredientes de Conveniencia

No Perecibles

Frutas Enlatadas (*envasadas en agua o en jugo natural*)

	___ Damascos
	___ Duraznos
	___ Peras
	___ Piña
	___ Rebanadas
	___ Trozos
	___ Frutas Tropicales

Cereales

___ Avena de Rápido Cocer	___ Avena Instantánea
	___ Cereales Secos
	Variedades:_____
	_____

Leche

Variedad:_____	___ Leche Evaporada, baja en grasa

Misceláneas

	___ Hojas Secas de Maíz_____

Azúcar

___ Azúcar Blanca Granulada	
___ Azúcar Rubia	
___ Miel de Abejas	

Perecibles

Productos de Leche (Baja en Grasa o Sin Grasa)

___ Quesos	___ Rallado/En tiras
___ Cheddar	
___ Cottage	
___ Crema	
___ Monterey Jack	
___ Mozzarella	
___ Parmesano	
___ Ricotta	
___ Queso Blanco	
___ Queso Añejo	
___ Mantequilla	
___ Crema Acida	
___ Yogur	

Essential Ingredients	Convenient Ingredients

Non-Perishable
Canned Fruits (*packed in water or their own juice*)

	___ Apricots
	___ Peaches
	___ Pears
	___ Pineapple
	   ___ Slices
	   ___ Chunks
	___ Tropical Fruits

Cereals

___ Quick-Cooking Oatmeal	___ Instant Oatmeal
	___ Dry Cereals
	   Varieties: _____
	   _____

Milk

___ Variety	___ Evaporated Milk, Low Fat

Miscellaneous

	___ Dried Corn Husks _____

Sugar

___ Granulated White Sugar ___ Brown Sugar ___ Honey	

Perishable
Milk Products (Low Fat or Fat-Free)

___ Cheeses
   ___ Cheddar
   ___ Cottage
   ___ Cream
   ___ Monterey Jack
   ___ Mozzarella
   ___ Parmesan
   ___ Ricotta
   ___ Queso Blanco
   ___ Queso Añejo
___ Butter
___ Sour Cream
___ Yogurt
	___ Shredded/Grated Cheese

Ingredientes Esenciales	Ingredientes de Conveniencia

Perecibles

Carnes (Magras)

Pollo

___ Entero
___ Pechuga
___ Muslo
___ Pata

Carne de Res

___ Molida
___ Guiso
___ Punta de Lomo
___ Skirt or Flank Steaks
___ Bistec
Otras variedades: _____
_____

Puerco

___ Tocino
___ Chuletas
___ Jamon
___ Lomo

Pescado

___ Red Snapper
___ Camarones
Otras variedades: _____
_____

Verduras Frescas

___ Brocoli
___ Coliflor
___ Cilantro
___ Chayotes
___ Chiles
   ___ Picantes
   ___ Dulces
___ Ajo
___ Porotos Verdes
___ Lechuga
___ Cebollinas
___ Jicama
___ Puerros
___ Lechuga

___ Mezcla de Ensalada Preparada
___ Verduras Preparadas
___ Verduras Frozadas
   ___ Choclo
   ___ Mezcla para sancocho
   ___ Arvejas
   ___ Mezcla de Verduras

Essential Ingredients	Convenient Ingredients

Perishable

Meats (Lean)

Chicken

___ Whole
___ Breast
___ Thighs
___ Drumsticks

Beef

___ Ground
___ Stew
___ Sirloin Tip
___ Skirt or Flank Steaks
___ Beefsteak
Other varieties: _____
_____

Pork

___ Bacon
___ Chops
___ Ham
___ Loin

Fish

___ Red Snapper
___ Shrimp
Other varieties: _____
_____

Fresh Vegetables

___ Broccoli
___ Cauliflower
___ Cilantro
___ Chayotes
___ Chiles
   ___ Hot
   ___ Sweet
___ Garlic
___ Green Beans
___ Lettuce
___ Green Onions
___ Jicama
___ Leeks
___ Lettuce

___ Pre-Cut Salad Mixes
___ Pre-Cut Vegetables
___ Frozen Vegetables
   ___ Corn
   ___ Mixtures for sancocho
   ___ Peas
   ___ Vegetable mixes

Ingredientes Esenciales	Ingredientes de Conveniencia

Perecibles
Verduras Frescas

___ Ñame
___ Nopales
___ Cebolla
    ___ Blanca
    ___ Roja
    ___ Amarilla
___ Plantains
___ Papas
___ Espinaca
___ Zapallo
___ Tomates
___ Tomatillos
___ Yautía
___ Yuca (Cassava)
___ Zapallo Italiano
Otros: _____

Frutas Frescas

___ Manzanas
___ Damascos
___ Bananas
___ Moras
___ Cerezas
___ Guava
___ Limas
___ Limones
___ Mango
___ Melones
    ___ Canteloupe
    ___ Honeydew
    ___ Sandias
___ Naranjas
___ Duraznos
___ Ciruelas/Ciruelas Secas
___ Frambuesas
___ Guanábana
___ Carambola
___ Frutillas

Misceláneas

___ Huevos

Essential Ingredients	Convenient Ingredients

Perishable
Fresh Vegetables

___ Ñame
___ Nopales
___ Onions
   ___ White
   ___ Red
   ___ Yellow
___ Plantains
___ Potatoes
___ Spinach
___ Squash/Pumpkin
___ Tomatoes
___ Tomatillos
___ Yautía
___ Yuca (Cassava)
___ Zucchini
Others: _____

Fresh Fruits

___ Apples
___ Apricots
___ Bananas
___ Blackberries
___ Cherries
___ Guava
___ Limes
___ Lemons
___ Mango
___ Melons
   ___ Canteloupe
   ___ Honeydew
   ___ Watermelon
___ Oranges
___ Peaches
___ Plums/Prunes
___ Raspberries
___ Soursop
___ Starfruit
___ Strawberries

Miscellaneous

___ Eggs

Programa de Paseo

¡Usted no tiene que ser un atleta para beneficiarse de la actividad física diaria! Solamente unos minutos de andar cada día le ayudará a mantener sus niveles de glucosa de sangre estables. ¡Usted se sentirá mejor, mantendrá sus músculos, huesos, y coyunturas sanas, y a lo mejor puede perder peso! Abajo hay un programa de paseo fácil que usted puede encontrar provechoso. Intente este programa 2–3 veces en una semana, y no siga adelante a menos que se sienta cómodo con el modelo semanal. (Consulte con su médico antes de comenzar cualquier programa de ejercicio.)

Semana	WarmUp	Objetivo	Cool Down	Tiempo Total
Semana 1	Paseo Normal: 5 min.	Paseo Enérgico: 5 min.	Paseo Normal: 5 min.	15 min.
Semana 2	Normal: 5 min.	Enérgico: 7 min.	Normal: 5 min.	17 min.
Semana 3	Normal: 5 min.	Enérgico: 9 min.	Normal: 5 min.	19 min.
Semana 4	Normal: 5 min.	Enérgico: 11 min.	Normal: 5 min.	21 min.
Semana 5	Normal: 5 min.	Enérgico: 13 min.	Normal: 5 min.	23 min.
Semana 6	Normal: 5 min.	Enérgico: 15 min.	Normal: 5 min.	25 min.
Semana 7	Normal: 5 min.	Enérgico: 18 min.	Normal: 5 min.	28 min.
Semana 8	Normal: 5 min.	Enérgico: 20 min.	Normal: 5 min.	30 min.
Semana 9	Normal: 5 min.	Enérgico: 23 min.	Normal: 5 min.	33 min.
Semana 10	Normal: 5 min.	Enérgico: 26 min.	Normal: 5 min.	36 min.
Semana 11	Normal: 5 min.	Enérgico: 28 min.	Normal: 5 min.	38 min.
Semana 12	Normal: 5 min.	Enérgico: 30 min.	Normal: 5 min.	40 min.
Semana 13 y futuras	Si usted desea puede aumentar gradualmente la caminata enérgica de 30–60 minutos, 3 o 4 veces a la semana. O, mantenga este nivel de actividad. ¡Recuerde que su objetivo es conseguir los beneficios que usted desea y encima disfrutar de la actividad!			

Walking Program

You don't have to be an athlete to benefit from daily physical activity! Just a few minutes of walking each day will help you keep your blood glucose levels steady. You'll feel better, keep your muscles, bones, and joints healthy, and you may lose some weight! Below is an easy walking program that you may find helpful. Try this program 2–3 times a week, and feel comfortable with the weekly pattern before moving on to the next pattern. (Consult your doctor before beginning any exercise program.)

Week	Warm Up	Target Zone*	Cool Down	Total Time
Week 1	Normal walk: 5 min.	Brisk walk: 5 min.	Normal walk: 5 min.	15 min.
Week 2	Normal: 5 min.	Brisk: 7 min.	Normal: 5 min.	17 min.
Week 3	Normal: 5 min.	Brisk: 9 min.	Normal: 5 min.	19 min.
Week 4	Normal: 5 min.	Brisk: 11 min.	Normal: 5 min.	21 min.
Week 5	Normal: 5 min.	Brisk: 13 min.	Normal: 5 min.	23 min.
Week 6	Normal: 5 min.	Brisk: 15 min.	Normal: 5 min.	25 min.
Week 7	Normal: 5 min.	Brisk: 18 min.	Normal: 5 min.	28 min.
Week 8	Normal: 5 min.	Brisk: 20 min.	Normal: 5 min.	30 min.
Week 9	Normal: 5 min.	Brisk: 23 min.	Normal: 5 min.	33 min.
Week 10	Normal: 5 min.	Brisk: 26 min.	Normal: 5 min.	36 min.
Week 11	Normal: 5 min.	Brisk: 28 min.	Normal: 5 min.	38 min.
Week 12	Normal: 5 min.	Brisk: 30 min.	Normal: 5 min.	40 min.
Week 13 and on:	Gradually increase your brisk walking time to 30–60 minutes, 3 or 4 times a week, if you wish. Or, maintain this level of activity. Remember that your goal is to get the benefits you want while still enjoying the activity!			

Recursos

**American Association of
Diabetes Educators**
(800) 338-3633 o (312) 424-2426
Internet: http://www.aadenet.org

American Diabetes Association
1-800-DIABETES (800-342-2383)
Internet: http://www.diabetes.org
Consulte la guia telefonica para el
groupo local de la American Diabetes
Asociación.

Centers for Disease Control
Division of Diabetes Translation
(770) 488-5015
Internet: http://cdc.gov/diabetes

**National Council of La Raza
Center for Health Promotion**
1111 19th St. NW, Suite 1000
Washington, DC 20036
(202) 785-1670

**National Diabetes Education
Program**
(800) 438-5383 o (301) 654-3327
Internet: http://ndep.nih.gov or
http://www.cdc.gov/diabetes or
http://www.ndep.nih.gov

**National Institute of Diabetes and
Digestive and Kidney Diseases**
(800) 438-5383 o (301) 654-3327
Internet: http://www.niddk.nih.gov or
http://www.niddk.nih.gov

National Hispanic Council on Aging
2713 Ontario Road, NW
Washington, DC 20009
(202) 745-2521

**Puerto Rican Association of
Diabetes Educators**
1452 Ashford Ave., Suite 310
San Juan, Puerto Rico 00907
(787) 723-4728

The American Dietetic Association
(800) 745-0775 or (800) 366-1655
Internet: http://www.eatright.org

Resources

**American Association of
Diabetes Educators**
(800) 338-3633 or (312) 424-2426
Internet: http://www.aadenet.org

American Diabetes Association
1-800-DIABETES (800-342-2383)
Internet: http://www.diabetes.org
Check your phone book for the local
American Diabetes Association
chapter.

Centers for Disease Control
Division of Diabetes Translation
(770) 488-5015
Internet: http://cdc.gov/diabetes

**National Council of La Raza
Center for Health Promotion**
1111 19th St. NW, Suite 1000
Washington, DC 20036
(202) 785-1670

**National Diabetes Education
Program**
(800) 438-5383 or (301) 654-3327
Internet: http://ndep.nih.gov or
http://www.cdc.gov/diabetes or
http://www.ndep.nih.gov

**National Institute of Diabetes and
Digestive and Kidney Diseases**
(800) 438-5383 or (301) 654-3327
Internet: http://www.niddk.nih.gov or
http://www.niddk.nih.gov

National Hispanic Council on Aging
2713 Ontario Road, NW
Washington, DC 20009
(202) 745-2521

**Puerto Rican Association of
Diabetes Educators**
1452 Ashford Ave., Suite 310
San Juan, Puerto Rico 00907
(787) 723-4728

The American Dietetic Association
(800) 745-0775 or (800) 366-1655
Internet: http://www.eatright.org

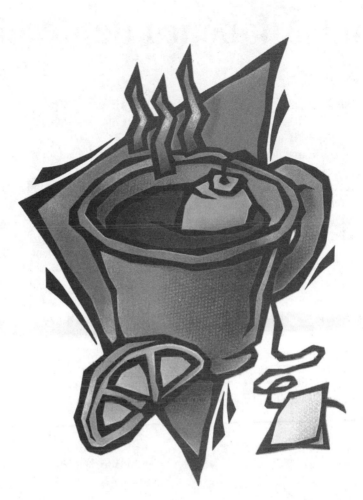

Índice/Index

Lista Alfabética de Recetas

Alphabetical List of Recipes

Lista de Recetas por Sujeto

Subject Index

Acerca de la American Diabetes Association

La American Diabetes Association es la organización de salud nacional principal voluntaria que apoya la investigación de la diabetes, información y la propugnación. Su mision es de prevenir y curar la diabetes y mejorar las vidas de toda la gente afectada con diabetes. La American Diabetes Association es la principal editora de información integral de diabetes. Su enorme biblioteca de libros practicos y expertos para la gente con diabetes cubre todos los aspectos del autocuidado cocina y nutrición, condicionamiento, control del peso, medicina, complicaciones, aspectos emocionales y autocuidados en general.

Para ordenar libros de la American Diabetes Association: Llame al 18002326733. http://store. diabetes.org [Nota: no hay necesidad de usar www cuando se escribe esta dirección particular de Internet]

Para ingresar en la American Diabetes Association: Llame al 18008067801. *www.diabetes.org/membership*

Para mayor información respecto a los programas y servicios de la ADA para la diabetes: Llame al 18003422383. Email: Customerservice@diabetes.org. *www.diabetes.org*

Para localizar un proveedor aprobado de diabetes de calidad en su area, reconocido por la ADA/NCQA: *www.ncqa.org/dprp/*

Para encontrar un programa de educación de diabetes en su area reconocido por la ADA: Llame al 18882320822. *www.diabetes.org/recognition/education.asp*

Para unirse a la lucha para aumentar el financiamiento para la investigación científica de diabetes, terminar con la discriminación y mejorar la cobertura de seguros médicos: Llame al 18003422383. *www.diabetes.org/advocacy*

Para saber como puede involucrarse en los programas de su comunidad: Llame al 18003422383. Ver abajo las direcciones de los programas en Internet.

- ❖ *American Diabetes Month:* Actividades educativas dirigidas a aquellos diagnosticados con diabetes mes de Noviembre. *www.diabetes.org/ADM*
- ❖ *American Diabetes Alert:* Campaña pública anual para encontrar al no diagnosticado tiene lugar el cuarto Martes de Marzo. *www.diabetes.org/alert*
- ❖ *The Diabetes Assistance & Resources (DAR):* Programa de conciencia de diabetes dirigida a la comunidad latina. *www.diabetes.org/DAR*
- ❖ *African American Program:* Programa de conciencia de diabetes dirigida a la comunidad afroamericana. *www.diabetes.org/africanamerican*
- ❖ *Awakening the Spirit: Pathways to Diabetes Prevention & Control:* Programa de conciencia de diabetes dirigida a la comunidad india americana. *www.diabetes.org/awakening*

Para conocer un proyecto de investigación importante referente a la diabetes tipo 2: *www.diabetes.org/ada/research.asp*

Para obtener información en fabricación de un regalo planificado o legado caritativo: Llame al 18887007029. *www.diabetes.org/ada/plan.asp*

Para hacer una donación o contribución conmemorativa: Llame al 18003422383. *www.diabetes.org/ada/cont.asp*

About the American Diabetes Association

The American Diabetes Association is the nation's leading voluntary health organization supporting diabetes research, information, and advocacy. Its mission is to prevent and cure diabetes and to improve the lives of all people affected by diabetes. The American Diabetes Association is the leading publisher of comprehensive diabetes information. Its huge library of practical and authoritative books for people with diabetes covers every aspect of self-care—cooking and nutrition, fitness, weight control, medications, complications, emotional issues, and general self-care.

To order American Diabetes Association books: Call 1-800-ADA-ORDER (800-232-6733). http://store.diabetes.org [Note: there is no need to use **www** when typing this particular Web address]

To join the American Diabetes Association: Call 1-800-806-7801. www.diabetes.org/membership

For more information about diabetes or ADA programs and services: Call 1-800-DIABETES (800-342-2383). E-mail: *Customerservice@diabetes.org www.diabetes.org*

To locate an ADA/NCQA Recognized Provider of quality diabetes care in your area: www.ncqa.org/dprp/

To find an ADA Recognized Education Program in your area: Call 1-888-232-0822. *www.diabetes.org/recognition/education.asp*

To join the fight to increase funding for diabetes research, end discrimination, and improve insurance coverage: Call 1-800-DIABETES (800-342-2383). *www.diabetes.org/ advocacy*

To find out how you can get involved with the programs in your community: Call 1-800-DIABETES (800-342-2383). See below for program Web addresses.

❖ *American Diabetes Month:* Educational activities aimed at those diagnosed with diabetes—month of November. *www.diabetes.org/ADM*
❖ *American Diabetes Alert:* Annual public awareness campaign to find the undiagnosed—held the fourth Tuesday in March. *www.diabetes.org/alert*
❖ *The Diabetes Assistance & Resources Program (DAR):* diabetes awareness program targeted to the Latino community. www.diabetes.org/DAR
❖ *African American Program:* diabetes awareness program targeted to the African American community. *www.diabetes.org/africanamerican*
❖ *Awakening the Spirit: Pathways to Diabetes Prevention & Control:* diabetes awareness program targeted to the Native American community. *www.diabetes.org/awakening*

To find out about an important research project regarding type 2 diabetes: *www.diabetes.org/ada/research.asp*

To obtain information on making a planned gift or charitable bequest: Call 1-888-700-7029. *www.diabetes.org/ada/plan.asp*

To make a donation or memorial contribution: Call 1-800-DIABETES (800-342-2383). *www.diabetes.org/ada/cont.asp*